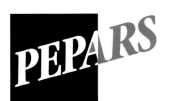

JN115608

【ペパーズ】
編集企画にあたって…

　今で言うところの美容医療は，30 年前にはフェイスリフト手術と侵襲性の剥皮術くらいしかありませんでした．標準的な日本人にとっては，高侵襲と長いダウンタイム，それなりのリスクを伴うこれらの治療は普及しなかったのですが，2000 年前後に登場した non-ablative laser と intensive pulsed light（IPL）は非侵襲治療として日本人にも受け入れられ，2003 年高周波，2009 年超音波（HIFU）の 2 つの新しいエネルギーソース治療は，隆盛を極める現在の非侵襲の皮膚美容医療へとつながります．

　治療用超音波として HIFU（高密度焦点式超音波）が美容皮膚科領域に応用されて 15 年程度が経過していますが，元来 HIFU は癌の治療に臨床応用された技術であり，次に部分痩せ（脂肪細胞の破壊），顔面のタルミ治療に用いられるようになりました．超音波の生体組織内を無侵襲に伝搬する性質と癌細胞を焼灼するに足る高い温度上昇を点状に引き起こす技術は，出力と照射深度を調節することで美容皮膚科領域でも効果と安全性を両立する治療として広く普及することになります．

　2009 年に登場した元祖 HIFU の UltheraSystem™ は，4.5 mm の深さで SMAS を焼灼できることから，non-surgical フェイスリフトができるのではないかと，非侵襲治療を行う形成外科医の間では歓喜を持って迎えられたものです．以来この HIFU を中心に皮膚タルミ治療をしている筆者は，多くの患者様の経過を観察しこの技術が顔面の老化形態を制御することにおいて有用であることを日々の診療でしみじみと感じています．

　一方で HIFU の非特異的熱は神経損傷などの副作用があり，2023 年無資格者やエステなどにおける HIFU 使用の有害事象の実態が消費者庁から報告され警鐘が鳴らされています．医療においても改めて安全で有効な HIFU の使用方法を再点検する必要があります．

　さて，HIFU はその後種々の機器メーカーから多くの機種が発売され，特に多機能機種では，従来の概念とは異なる作用機序もあり機種ごとの照射方法の修得が必要になっています．超音波を点状ではなく広範囲に熱を発生させる新技術 SUPERB™ は新たな超音波エネルギーの可能性を期待させます．非侵襲治療の拡大に伴い，HIFU と高周波やレーザー，フィラーやボツリヌストキシン，スレッドリフトとの併用療法が必然的に行われていますが，安全で効率のよい併用療法と未だ良好な結果が難しい脂肪減少 HIFU の工夫は皆が知りたいところだと思います．今回はそれぞれの機種や治療の第一人者の先生方に効果的な HIFU の使用方法の解説をお願いしております．

　本書が安全で効果的な超音波治療と HIFU の習得の一助となれば幸いです．

2023 年 6 月

石川浩一

KEY WORDS INDEX

WRITERS FILE

ライターズファイル（五十音順）

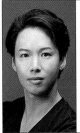

荒尾　直樹
（あらお　なおき）

2002年　昭和大学卒業
　　　　同大学藤が丘病院形成外科入局
2006年　同大大学院修了，医学博士
2007年　佐賀大学医学部附属病院形成外科，助教・外来医長
2008年　昭和大学藤が丘病院形成外科
2009年　青山ラジュボークリニック，院長
2012年　あらおクリニック，院長
2022年　あらおクリニック 青葉台皮膚科・形成外科，院長

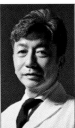

鈴木　芳郎
（すずき　よしろう）

1983年　東京医科大学卒業
　　　　同大学形成外科入局
1984年　国立東京第二病院外科研修医，レジデント
1987年　東京医科大学形成外科
1992年　同，助手
1995年　同，講師
1996年　海老名総合病院形成外科，部長
2001年　サフォクリニック，副院長
2006年　新宿美容外科歯科，院長
2010年　ドクタースパ・クリニック，院長

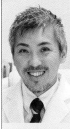

西川　雄希
（にしかわ　ゆうき）

1999年　金沢医科大学卒業
2007年　都内美容外科クリニック美容外科，部長
2016年　スマイルクリニック開院，院長
2021年　医療法人社団優肌会，理事長

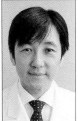

石川　浩一
（いしかわ　ひろかず）

1988年　防衛医科大学校卒業
　　　　同大学付属病院救急部形成外科入局
1994年　自衛隊中央病院形成外科・国家公務員等共済組合連合会三宿病院形成外科，医長
1995年　東京女子医科大学第二病院形成外科，助手・医局長
1998年　医療法人社団優成会クロスクリニック開設
1999年　東京女子医科大学第二病院形成外科，非常勤講師
2006年　同大学附属青山女性医療研究所美容医療科，非常勤講師

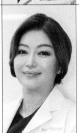

田中　亜希子
（たなか　あきこ）

1995年　東京大学卒業
　　　　同大学医学部附属病院産婦人科勤務
1998年　医療法人社団博美会神奈川クリニック
2009年　あきこクリニック開院
2013年　医療法人社団英僚会設立

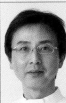

牧野　良彦
（まきの　よしひこ）

1991年　聖マリアンナ医科大学卒業
1991年　名古屋第二赤十字病院研修
1993年　名古屋大学医学部附属病院形成外科勤務
1994年　豊橋市民病院形成外科勤務
1998年　中部労災病院形成外科勤務
2002年　いちだクリニック，副院長
2004年　まりもクリニック，開設

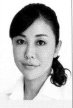

今泉　明子
（いまいずみ　あきこ）

1997年　聖マリアンナ大学卒業
2001年　日本赤十字医療センター皮膚科
2004年　聖マリアンナ医科大学大学院卒業
　　　　New York Weil Cornel 医科大学皮膚科学教室にて研究
2007年　東京ミッドタウン皮膚科形成外科クリニック Noage，院長
2018年　同，特別顧問
　　　　医療法人社団青泉会 六本木 今泉スキンクリニック，院長

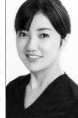

土屋　沙緒
（つちや　すなお）

2003年　東京大学卒業
　　　　同大学医学部附属病院形成外科入局
2005年　国立がん研究センター東病院形成再建外科
2009年　埼玉医科大学形成外科，助教
2012年　同，客員講師
2012年　クリニカ市ヶ谷
2016年　すなおクリニック，理事長・院長

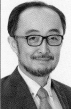

宮田　成章
（みやた　なりあき）

1990年　防衛医科大学校卒業
　　　　同大学形成外科入局
1997年　札幌医科大学形成外科入局
　　　　市立室蘭総合病院形成外科勤務
2000年　虎ノ門形成外科・皮ふクリニック院長
2004年　みやた形成外科・皮ふクリニック開設

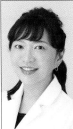

衣原公美子
（ころもはら　くみこ）

2001年　東京医科歯科大学医学部附属病院勤務
2004年　東京女子医科大学青山女性医療研究所，助手
　　　　同大学第二病院田端駅前クリニック兼務
2007年　レイクリニック開院

CONTENTS　HIFU と超音波治療マニュアル

編集／クロスクリニック銀座院長　石川浩一

◆編集顧問／栗原邦弘　百束比古　光嶋　勲
◆編集主幹／上田晃一　大慈弥裕之　小川　令

【ぺパーズ】
PEPARS No.199/2023.7◆目次

「PEPARS®」とは Perspective Essential Plastic Aesthetic Reconstructive Surgery の頭文字より構成される造語．

イチからはじめる 美容医療機器の理論と実践

改訂第2版

著 宮田成章

みやた形成外科・皮ふクリニック 院長

2021年4月発行 B5判 オールカラー
定価7,150円(本体価格6,500円＋税)

第1版発売から8年。
目まぐるしく変わる美容医療機器の情報を刷新し、新項目として
「ピコ秒レーザー」や「痩身治療」についてを追加しました。
イマイチわからなかったレーザー、高周波、超音波の仕組み・
基礎から臨床の実際までを幅広く、丁寧に扱う本書。
これから美容医療を始める方はもちろん、すでに美容医療を行って
いる方々にも読んでいただきたい教科書です。
第1版で好評だったコラムやページの各所にあるこぼれ話も、
さらに充実!

主な目次

総論
Ⅰ 違いのわかる美容医療機器の基礎理論
Ⅱ 人体におけるレーザー機器の反応を知る
Ⅲ 料理をベースに美容医療を考えてみよう
Ⅳ 肌状態から考える治療方針・適応決定
Ⅴ 各種治療器
　　レーザー・光：波長による分類
　　レーザー・光：パルス幅による分類
　　高周波
　　超音波
　　そのほか

治療
Ⅰ ほくろに対するレーザー治療の実際
Ⅱ メラニン性色素疾患に対する治療
Ⅲ シワやタルミの機器治療
Ⅳ 毛穴・キメや肌質に対する治療
Ⅴ 痤瘡後瘢痕の機器治療
Ⅵ レーザー脱毛
Ⅶ 痩身治療
Ⅷ 最新の機器に対する取り組み

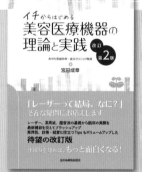

詳しい目次はこちら

全日本病院出版会 〒113-0033 東京都文京区本郷3-16-4　Tel:03-5689-5989
www.zenniti.com　Fax:03-5689-8030

PEPARS No.199：1-7, 2023

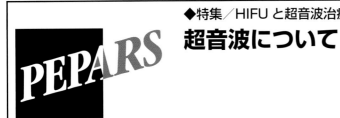

◆特集／HIFU と超音波治療マニュアル

超音波について

石川　浩一*

Key Words：超音波(ultrasound), 高密度焦点式超音波(HIFU；High Intensity Focused Ultrasound), タルミ治療(sagging treatment), SUPERB™；Synchronous Ultrasound Parallel Beam, 非侵襲治療(non invasive therapy)

Abstract　　超音波は人の可聴音より高い 20 kHz 以上の周波数の音波である．医療では，水に近い組成の生体内部を深部まで伝搬させられる超音波の特徴を利用し，非侵襲の診断用エコーと治療用機器に用いられている．治療用超音波は，標的部位において内部摩擦(吸収減衰)で超音波を熱変換させ熱による生体反応を引き起こす．HIFU(高密度焦点式超音波)は，皮膚表層から標的部位までの超音波の通り道は無侵襲に，標的部位で効率よく点状に熱変換する技術として，皮膚タルミ治療・若返り治療に応用されている．超音波は，波動の特徴，音波の特徴，超音波独自の特徴を持つ．有効に安全に治療用超音波を使用するために，超音波の原理と特徴を知ることは有益である．

超音波とは

　超音波は，人間の可聴音域(20～20 kHz)の周波数より高い概ね 20 kHz 以上の音波(音響振動)を総称して呼ぶ．超音波は，我々の生活で広く利用されており，大別すると情報的応用と動力的応用がある．工業・産業分野においては，船舶ソナーや魚群探知機，超音波洗浄機，超音波非破壊検査装置など多岐に亘る．医療分野では，超音波がほとんど水分と見なせる生体組織中を深部まで伝搬できるため，情報用として生体に無侵襲な弱いレベルの超音波を検査用エコーとして，強い超音波を熱に変換し治療用として使用する．超音波は生体組織に対し機械的，熱的，化学的作用があり，超音波の圧力や熱作用，衝撃波，流れ，懸濁粒子の分散・凝集など様々な動力的応用について研究と臨床応用がある．一般的な超音波診断装置では

周波数 3.0～15 MHz，美容皮膚科治療領域では 2～12 MHz 程度が使用されている．超音波は，波動エネルギーであり，音波であるため，波動としての性質，音波としての性質，そして超音波特有の性質がある．美容皮膚治療領域では，近年 HIFU 機器の使用頻度が高まり，超音波エネルギーが大きな注目を浴びている．これらの超音波を用いた治療を行う上で，超音波の原理と基本的性質を知ることは有益である[1]～[3]．

波動の基本的特徴

　波動(波)とは，簡単に言えば振動が空間や物体内を伝搬していく現象である．空間や物体の一部に加えられた状態の変化(ひずみ)が，次々に周囲の部分に，ある速さで波として伝わる．ひもや弦の振動，水面の波，音波，地震，電磁波などがある[4]．

　波動は力学的波動と電磁波の 2 つの種類に大別することができ，音波(超音波含む)は力学的波動であり，光や高周波などは電磁波である．

　波動は，振動方向と進行方向による分類で，縦

＊ Hirokazu ISHIKAWA, 〒104-0061　東京都中央区銀座 5-4-9 ニューギンザ 5 ビル 10F　クロスクリニック銀座，院長

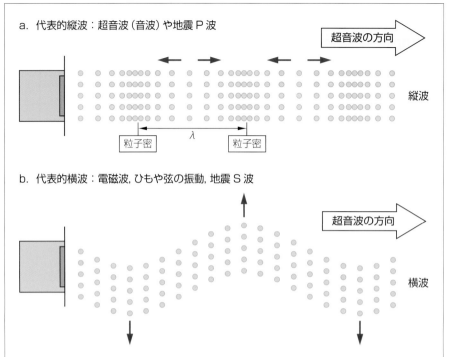

a. 代表的縦波：超音波（音波）や地震Ｐ波

超音波の方向

粒子密　　　　λ　　　　粒子密

縦波

b. 代表的横波：電磁波, ひもや弦の振動, 地震Ｓ波

超音波の方向

横波

図 1.
超音波の分類

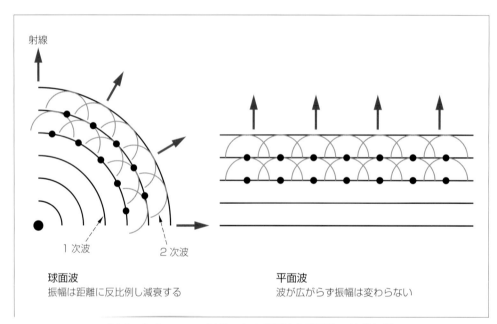

射線

1 次波

2 次波

球面波
振幅は距離に反比例し減衰する

平面波
波が広がらず振幅は変わらない

図 2. ホイヘンスの原理による球面波と平面波の波動伝搬

波（longitudinal wave）と横波（transverse wave）
がある．縦波は波の進行方向と媒質の振動方向が
同じ波であり，身近な波としては，音波（超音波），
地震のＰ波などである．これに対し横波は波の進
行方向と媒質の振動方向が垂直な波であり，電磁
波, ひもや弦の振動, 地震のＳ波などである（図1）．

　ホイヘンスの原理（図 2）は，光や音波を含め波
動共通の伝搬，反射，屈折を直感的に知る方法と
して便利であり，超音波を理解する上でも役立つ
ので記載する．ある瞬間に位相の等しい隣接点の
連続的線または面を波面（等位相面）と言い，波面
上の各点が新しい波の波源となり，そこから出る

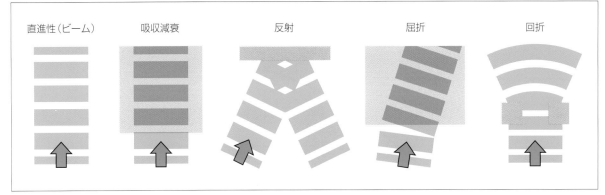

図 3. 超音波の物理特性

図の上部ラベル：直進性（ビーム）　吸収減衰　反射　屈折　回折

球面波(二次波)が無数に発生し全ての二次波を重ね合わせたものが次の瞬間の波面を形成する．3次元では波面は平面や球面となり，波の進行方向を示す射線は常に波面と垂直になる．吸収減衰がない場合，平面波は波が広がらず強さは一定で振幅も変わらない．音源から同心円状に広がる球面波は進行すれば波の強さは弱くなり振幅も小さくなる[4]．ただし，球面波も波源からの距離が波長に比べて十分小さい距離までは平面波と見なせる．超音波はビームを形成し平面波と見なせる．

音波の基本的特徴

音は音源から広がる空気の振動で圧縮と膨張(減圧)の運動を伝搬する波動である．振動を伝える媒質が必要であり，気体や液体，固体を媒質とし，真空中は伝わらない．疎密波(圧縮波)と呼ばれ，波の伝わる方向が振動(揺れ)の方向と同じ縦波である．超音波も一般的音波と同じく縦波であり気体と液体中では縦波だけが伝わる．例外的に固体は縦波の他に横波も伝搬し，レーリー波などの表面波がある．横波は縦波よりも伝達が遅く，約半分の音速である[2]．

超音波の特徴

超音波は高周波電力を機械的振動に変換する振動子から発振されるが，通常の音源から出る可聴音が同心円状に広がるのに対し，平面振動子を音源とする超音波は，高い周波数と短い波長が干渉し，超音波ビームを形成し直進する(図3)．超音波は周波数が高いほど，振動子の面積が大きいほどビームの指向性が高まる．これは周波数が高いほど干渉が大きくなり，振動子面積が大きいほど平面波の性質が強くなり直進するためである．周波数が高いほどエネルギー量も大きくなるが，深達性は周波数が高いほど劣る．音は疎密波であり，高密度部分と低密度部分があり，密度の強弱が波の振幅となり，高密度部分は音圧が高くなる．超音波のエネルギー量は周波数の2乗と振幅の2乗に比例する．すなわち周波数と振幅が大きくなるほどエネルギー量は増す[3]．

超音波の基本要素，周波数(f)・波長(λ)・音速(C)の関係は，

$$C = \lambda f, \quad \lambda = C/f$$

である．周波数の単位はHz(ヘルツ)で1秒間の振動回数であり，波長は距離(m)で，音速は m/s，一般的に超音波の個性は周波数で表すことが多いが周波数が高くなるほど波長は短くなる．

音速は媒質の密度と弾性(率)で決まり，周波数は関係しない．密度は単位体積あたりの質量を示し密度が小さいほど音速は早くなる．弾性は媒質のばねの働きを示し，弾性率が高くなるほど音速は早くなる．

$$C = \sqrt{弾性率/密度}$$

媒質の状態による音速は，気体より液体，固体と順に速くなる．これは密度では一番小さな気体ではあるが，桁違いに弾性率の高い固体の方が速くなる．異なる媒質では弾性率がより音速に影響を及ぼす．

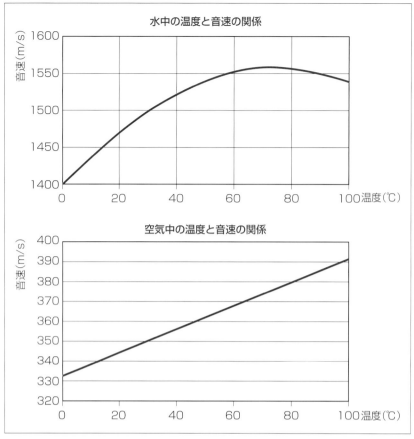

図4. 温度による水中と空気中の音速の変化

（文献3より）

15℃で空気中では340 m/s，水中では1,480 m/s
程度で，鉄中では5,900 m/s である．人体は水に
近い音響的性質を示すので，音速は水と同程度で
ある[2]．

音速は温度の影響を受けるが，温度で媒質の条
件が変化するためである．空気中の音速は，C（m/
s）＝331.5＋0.6 t の式で求められ，温度が高い方
が一律に音速は速くなる．一般には液体も同じで
あるが，水は例外で，0℃から温度が上がると音速
は74℃付近で最大になり，それ以上は温度上昇と
ともに音速は遅くなる．これは水素結合の影響と
言われている（図4）．

たとえば，熱作用を利用した治療機器で，体温
36℃から治療中の体温上昇で50℃になった場合，
音速は速くなり，波長は長くなるが，皮膚科領域
の標的までの距離から考えると超音波治療器では
温度変化は誤差の範囲と思われる．

超音波の物理特性（図3）

1．反射と透過

超音波は同一の媒質内は直進するが，異なる媒
質の境界で一部が反射し一部が透過する．反射と
透過は，物質固有の音響インピーダンスにより決
定し周波数には依存しない．音響インピーダンス
とは音の伝搬のしやすさを数値で表したもので
（表1）．

Z：音響インピーダンスは，

$$Z = \rho \times c$$

c：媒質固有の媒質内の音速，ρ：媒質の密度
である．

この時の音圧反射率

$$R = Z1 - Z2/Z1 + Z2$$

である．

すなわち，音響インピーダンスの差が大きい境

表 1. 媒質による音響インピーダンス(縦波)

媒　質	密　度 (kg/m³)	音　速 (m/s)	音響インピーダンス (kg/m² s)	備　考
空気	1.29	331	428	1℃, 1 気圧
水	1×10^3	1,452	1.5×10^6	25℃
天然ゴム	0.97×10^3	1,500	1.5×10^6	
ポリエチレン	0.9×10^3	1,950	1.75×10^6	
氷	0.917×10^3	3,980	3.65×10^6	
鉄	7.86×10^3	5,950	46.4×10^6	

人体は水と同等のインピーダンス

界面で反射が大きくなる．水と極端に音響インピーダンスの違う空気との境界を通る時，超音波はほとんど反射する．超音波治療において，振動子と生体の間に水溶性ジェルを介在させ密着させるのは，空気との境界面を作らず反射による超音波のエネルギー損失を防ぐためでもある．

2. 屈　折

超音波が媒質の境界で斜めに入ると屈折が起こる．この屈折は光の屈折と同様で，屈折角は入射角と2つの媒質の音速の比で決まる．入射媒質音速 C1，屈折側を C2 とし，入射角をα，反射角をβ，屈折角をθとすると，

$$\sin\alpha/C1 = \sin\beta/C1 = \sin\theta/C2$$

となり，これをスネルの法則と言う．
超音波治療は屈折により正確な深度の照射が妨げられるため，常に垂直照射を心がけ，屈折を少なくするよう留意する．

3. 散　乱

波長に対して境界面が十分広くて平坦である場合の反射を正反射と呼ぶが，生体組織のような境界面が不規則で小さな無数の反射体が集合している場合は，正反射とはならず，四方八方に散乱する．超音波治療において皮膚表面の散乱を抑える意味でもジェルは重要である．

4. 回　折

音波の進行方向に障害物がある場合，障害物の壁になっている部分にも回り込んで伝わっていく現象のことで，ホイヘンスの原理に補足修正した

ホイヘンス-フレネルの原理で説明できる．

5. 減　衰

超音波が媒質中を伝搬していくと次第に減衰していく．減衰とは音波の振動の強さが，吸収，反射，回折，散乱などにより弱くなっていくことである．熱の超音波治療では，吸収減衰により発生する内部摩擦の熱を利用しているのではあるが，伝搬途中での減衰はエネルギー損失となる．吸収減衰は距離に依存するためジェルの厚みにも留意が必要である．

6. 干　渉

同位相の波が重なると強め合い振幅が大きくなり，逆位相の波が出会うと弱め合う．同位相同振幅の波が加算されれば，減衰がなければ2倍となる．干渉によるエネルギー量の増加と吸収熱を点状に近づけたものが HIFU と考えるとわかりやすい．

7. 超音波の安全域と作用域

超音波のエネルギー自体は分子レベルでは小さく，超音波により生体に不可逆変化を起こすには，そのエネルギーを時間的に蓄積または空間的に集積するメカニズムが必要である．時間的に蓄積するメカニズムとしても最も一般的なのは熱である．キャビテーションは超音波のエネルギーを時間的に蓄積するだけでなく空間的に集積する．キャビテーションは，水の超音波振動変位をその近傍において桁違いに拡大し，超音波のエネルギーをその体積振動に蓄える[6]．

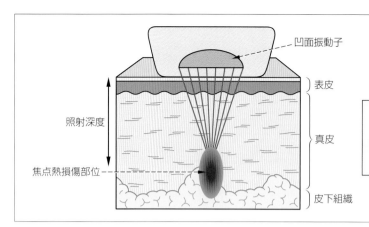

図 5. HIFU 機器の仕組み

図中ラベル:
- 凹面振動子
- 表皮
- 照射深度
- 真皮
- 焦点熱損傷部位
- 皮下組織

HIFU
超音波伝達部位でのエネルギー損傷を抑え，焦点部位での干渉作用を利用し，点状に熱損傷を起こす．

超音波を利用した機器

1．高密度焦点式超音波 HIFU（High Intensity Focused Ultrasound）（図 5）

超音波は，生体組織内を伝搬して到達した非表在性の標的部位に，それを加熱するエネルギーを集束するために適切な減衰係数と吸収係数をもっている．これは，可視光に近い波長の電磁波にはない特長である．この特長を生かし，標的組織に強度 1 kW/cm^2 程度の超音波を集束して，それを数秒間で加熱凝固するのが本来の HIFU 療法であり，癌治療として応用が始まった[7]．美容皮膚科治療領域では，2009 年頃より皮膚のタルミ治療，若返り治療に用いられるようになってきた．美容皮膚科領域の HIFU は，凹面状の振動子で超音波を発振し，超音波ビームを皮膚内で集束させ，焦点位置において組織温度を急上昇させ熱損傷を起こす．凹面状の振動子は水分で充満したアプリケーター内にあり，直に皮膚には接していない．超音波は，振動子から皮膚表面まではアプリケーター内の水を伝わり，皮膚接触膜と水溶性ジェルを通り人体に入る．水と接触膜，ジェル，人体と異なる媒質を通ることで超音波エネルギーの減衰を最小限にする必要がある．超音波は高周波と比べると不安定な抵抗値の要素がなく，人体内では誤差と個人差の少ない伝導で安定した熱量を正確な深さで生じる[8]．

2．同期平行型超音波ビーム SUPERB™

同期平行型超音波ビーム SUPERB™（Synchro-nous Ultrasound Parallel Beam）Technology は，周波数 10～12 MHz で 7 つの 1.5×4.0 mm 超音波振動子を直接皮膚に接触させ，1.5 mm を中心に 0.5～2.0 mm の深さに円筒状の熱損傷を起こす機器である．HIFU の振動子が直接皮膚に接する構造ではなかった弱点を克服し，皮膚に直に振動子が接し伝搬経路を短縮するよう改良されている．60℃ 以上の熱損傷を真皮に起こす点では，ablative laser resurfacing に近い臨床効果がある．皮膚表面は強力な冷却により熱から保護され non-ablative である[9]．

3．キャビテーションを利用した機器

キャビテーション（cavitation）とは空洞現象のことである．液体中に強力な超音波を照射すると，ある瞬間に圧力の低い減圧部分ができ，次の瞬間には圧力の高い圧縮部分ができる．この現象の繰り返しで減圧中の液体内に真空の空洞が発生し，液体に溶け込んでいる気体を取り込み気泡となり，次の瞬間の圧縮力により気泡が押しつぶされると，周囲の液体分子が衝突し強い衝撃波が発生する．キャビテーションは液体のみで見られる現象で，液体中の緩やかな分子間力を引き離す力で発生すると考えられており，気体では分子の結合力が弱すぎ，固体では強固すぎて発生しない．実用化されているキャビテーションを利用した超音波機器では超音波洗浄機がよく知られている．低周波ほどキャビテーションに必要な最低音波強度（キャビテーション閾値）は低くなるため，28 kHz～100 kHz 程度の周波数が使われている[2]．

キャビテーションを利用した治療器では，超音波経皮薬剤導入(Sonophoresis)[10]や超音波痩身機器などがある．

4．せん断波超音波を利用した機器

固体中に音波が伝搬すると，波の進行方向と直交する横波(せん断波)が発生することがある．固体は外力を受けた時のひずみに対し固体内部の任意の断面に働く内力，垂直応力とせん断応力を有する．横波はずれる力に対抗するせん断応力を復元力にする．気体や液体ではせん断応力が存在しないため横波が伝搬しない．せん断波を生体に照射する検査法である超音波エラストグラフィは，肝線維化診断や乳腺腫瘍診断などに有用性が認められている[11]．せん断波は生体では減衰率が極めて高く治療用としてはエネルギーの低さから単独では効果が少ないと思われるが，せん断波により脂肪細胞を減少させる治療器がある[12]．

5．レーザーと超音波

パルス光を生体に照射すると，エネルギーの一部はクロモフォアに吸収され，熱となりクロモフォアの熱膨張を引き起こす．照射時間が短いパルス光では照射後の過渡的な熱膨張が音源となり，生体内に縦波の超音波が励起される．また表面に沿って横波のレーリー波も励起される．このような効果をレーザーの光音響効果(photoacoustic effect)と言う．発生する超音波の周波数はレーザーのパルス幅に依存すると言われ，通常MHz領域であるが，パルス幅がナノ秒よりも短いピコ秒になると高い周波数を発生し光音響効果は高まると考えられる[5]．

シミやアザのレーザー治療では過剰な皮膚反応として副作用の原因にもなるが，コラーゲン・エラスチン産生を促す作用もある[13]．

まとめ

超音波治療器HIFUなどは，超音波が無侵襲に生体内を伝搬する特徴と生体内で振動エネルギーを熱に変換できる性質を利用する．レーザー・光より深部に到達し，高周波よりも正確で安定した熱を生み出す利点がある．多くの臨床機器が存在するが，超音波の原理と特徴を理解し，リスクを回避し，その上でそれぞれの機種の特性を臨床結果に結びつける必要がある．

本稿は『最新美容皮膚科学大系1 美容皮膚科学のきほん』「超音波」155-163，中山書店，2023．に加筆修正したものです．

参考文献

1) 谷村康之：絵とき「超音波技術」基礎のきそ．日刊工業新聞社，2007．
2) 超音波工業会編：はじめての超音波．工業調査会，2004．
3) 谷腰欣司，谷村康之：トコトンやさしい超音波の本第2版．日刊工業新聞社，2015．
4) 長谷川修司：講談社基礎物理学シリーズ2 振動・波動．講談社，2009．
5) 萩 博次：超音波工学．共立出版，2021．
6) 立花克郎，梅村晋一郎：超音波による治療．日本超音波医学会50周年記念誌．日本超音波医学会，2013．
7) Muto, S., et al.：Focal therapy with high-intensity-focused ultrasound in the treatment of localized prostate cancer. Jpn J Clin Oncol. **38**(3)：192-199, 2008.
8) 石川浩一：【イチから始める美容皮膚科マニュアル】HIFU．MB Derma．**321**：34-43，2022．
9) Wang, J. V., et al.：Efficacy and safety of high-intensity, high-frequency, parallel ultrasound beams for fine lines and wrinkles. Dermatol Surg. **47**(12)：1585-1589, 2021.
10) Park, D., et al.：Sonophoresis in transdermal drug deliverys. Ultrasonics. **54**(1)：56-65, 2014.
11) 山川 誠：せん断波伝搬による超音波エラストグラフィの原理．MED IMAG TECH．**32**(2)：75-80，2014．
12) 宮田成章：【しわ・たるみの非手術的治療】高周波(RF)―新たな展開(2)：Radiative方式と剪断波(超音波)の基礎理論と臨床．MB Derma．**192**：75-80，2012．
13) Saluja, R., et al.：Picosecond laser：tattoos and skin rejuvenation. Facial Plast Surg Clin North Am. **28**(1)：87-100, 2020.

PEPARS No.199：8-16, 2023

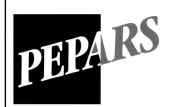

◆特集／HIFU と超音波治療マニュアル

HIFU
—エコー画像付き HIFU の照射法—

宮田 成章*

Key Words：高密度焦点式超音波(HIFU；High Intensity Focused Ultrasound)，エコー画像(ultrasound imaging)，Microfocused Ultrasound；MFU，高周波(high frequency)，Ulthera™

Abstract エコー画像付き HIFU はエコー診断機器と同様に人体へ照射した超音波の反射波を捉えて皮膚，皮下の断層画像を描出し，細部構造を確認しながら HIFU を照射可能である．視認することによって確実に狙った組織に照射できる．SMAS や筋組織に対して焼灼，再構築・拘縮を生じさせることで既存の機器には見られない深部の tightening 作用がある．それだけでなく，真皮組織に対しても表皮など表層の組織に対して熱ダメージを与えずに確実に焼灼できる．

　本治療の最もよい適応は眉毛の下垂・頬のタルミ，頚部の弛緩である．また実際の臨床においてはポニーテールをした時のような変化が認められるという表現が最も適している印象がある．

　また，タルミに対してのもう1つの代表的治療に高周波があるが，両者の違いを理解することも重要である．特性の差を考慮して，両者の併用療法も行っている．両機器を照射することによって下顔面を主としたタルミに対して大きな効果を発揮する．

はじめに

　HIFU は，高密度焦点式超音波(High Intensity Focused Ultrasound)の略で，半球状，凹面の超音波素子を用いて，ちょうど凸レンズが集光するように指向性の高い超音波を集束させ，その疎密波による振動作用で組織に対する強い摩擦熱を発生させて高温へと至らしめる機器である(図1)．前立腺癌や子宮筋腫の治療などに用いられていた[1]~[3]が，その集束点を1mmに満たない小範囲としてタルミの治療目的で美容領域に応用されるようになった．皮膚表面には熱損傷を生じさせずに，SMAS や広頚筋，皮下，真皮などの構造に強い熱損傷を生じさせる．集束点による熱凝固を短いピッチで多数生じさせ，特定の層に創傷治癒・組織の再構築を促す，いわゆる皮下の fractional

thermolysis である(図2)．その結果，タルミの治療効果を得る[4][5]．

　現在では様々な機構の HIFU 機器が登場しているが，本稿ではその中で最初に開発されたエコー画像付き HIFU について述べる．

機器の特徴

　この機器は超音波診断機器，いわゆるエコー機器と同様に人体へ照射した超音波の反射波を捉えて皮膚，皮下の断層画像を描出して，細部構造を確認しながら HIFU を照射可能である．エコー下に視認することによって確実に狙った組織に HIFU を照射できることが特徴である．この機器においては直線状に超音波素子を移動させながら断続的に超音波を集束させ，1ラインの照射で微小な熱損傷ゾーンを17~23か所生じさせる．超音波素子による集束深度は素子の形状で変更でき，部位やターゲットによって随時取り替えて用いることが可能である．

　当初 Ulthera 社から Ulthera™ Deep SEE とい

* Nariaki MIYATA，〒105-0003　東京都港区西新橋2-6-2 ザイマックス西新橋ビル5階　みやた形成外科・皮ふクリニック

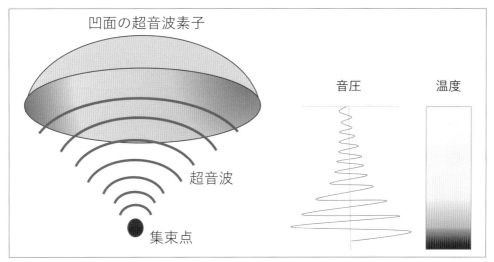

図 1. 高密度焦点式超音波
超音波が極小範囲に集束することにより集束点は高温となる.

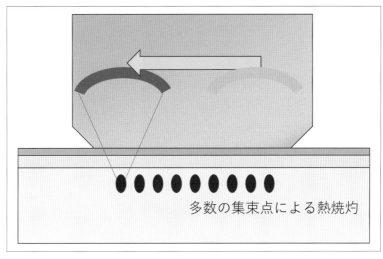

図 2. HIFU による fractional thermolysis

う名称で販売され(図3), 2009 年 9 月に米国 FDA
によって初めて非侵襲的な眉毛のリフトに対する
適応が承認された. その後適応を広げ, 2012 年 10
月には頸部および顎下のリフト効果, 2014 年 6 月
にはデコルテ領域のシワの改善効果が承認される
など, 米国において現在では唯一の非侵襲的タル
ミ治療機器として販売されている. また本機器の
最大の特長である施術中の超音波画像によって皮
膚と皮下組織を視覚化できる機能も 2013 年 12 月
に FDA で承認を得ていることが興味深い. そし
て会社の吸収合併によりドイツ Merz 社が製造販
売するに至り, 現在ではコンピュータ制御のソフ
トウェアとハードウェア全体を Ultherapy® と呼

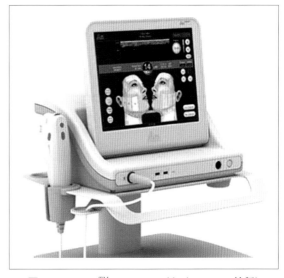

図 3. Ulthera™ Deep SEE(ドイツ Merz 社製)

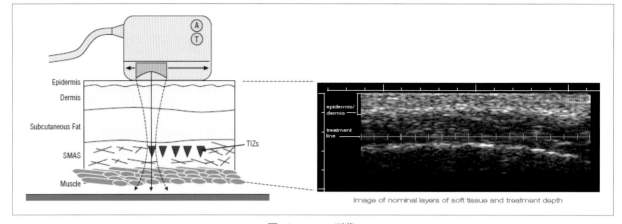

図 4. エコー画像
施術中，画像にて実際に超音波が集束している部位の構造を確認できる.

（Merz 社提供）

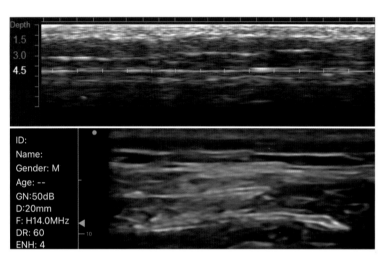

$\dfrac{a}{b}$

図 5.
超音波断層画像との比較
　a：Ulthera™ Deep SEE における
　　リアルタイム画像
　b：14 MHz 検査機器における画像
同一部位（左頬下方咬筋上）にて画像
を比較．検査機器の方が圧倒的に精
度は高いが(b)，SMAS や皮下など治
療に必要な情報は Ulthera™ Deep
SEE でも十分に得られている(a).

称している.

　当院においては 2008 年から本機器を使用開始
し，Ulthera 社と協同してプロトコールの開発，
臨床データの取得を行ってきた．当初は規格写真
を用いて治療前後の画像を厳密に比較し，客観的
な評価を得てきた[6].

1. 検査用超音波によるエコー画像について

　治療に用いる集束式の超音波と同軸に検査用超
音波が発振され，リアルタイムで断層画像を得
て，照射部位を確認できる（図4）．超音波はレー
ザーなどと異なり組織選択性が高くないため，
HIFU においては焦点深度によってのみ熱損傷を
与える組織が決定される．視認して標的を確実に
熱で損傷し効果を得るためには，リアルタイムで
超音波断層画像を得ることは重要である．また合

併症回避という面でも大きな利点がある．トラン
スデューサーと皮膚表面との密着が不良な場合，
想定外の浅い層に熱傷を生じることがある．額や
顎下は特に皮下脂肪が乏しく密着させにくいの
で，画像で確認できることは安全性が高い．さら
には SMAS の深度は個人差があり，同じ深度で
あっても皮下脂肪の少ない患者においては，深い
層に熱損傷を与える可能性がある．顔面神経や表
情筋（大小頬骨筋や笑筋）などに作用してしまうと
顔面神経麻痺や筋腫脹による一過性の偽性顔面神
経麻痺様症状が出現する．これを確実に回避する
ためにも検査用超音波は有用である.

　もちろん超音波で描出される画像は近年の超音
波診断機器と比較すると解像度が低い（図5）．し
かしながら細かい構造は把握できなくとも

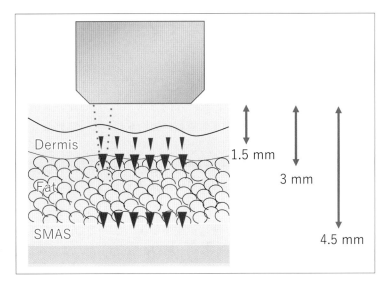

図 6.
集束深度と焼灼される層

SMAS など重要組織の描出に関しては十分であり，個人差がある皮下脂肪の厚みに左右されることなく確実に狙った構造物に照射をすることができる．

2．Deep SEE トランスデューサーについて

現在 4.5 mm，3 mm，1.5 mm の深度で集束されるよう素子が設計された端子（トランスデューサー機能を持つ消耗品）が製品化されている．

超音波は周波数が上がるほど指向性・直進性が増し，集束がより強くなり小範囲への効果となるため，広範囲への熱影響を与えるために周波数を低く，かつ出力を上げ，逆にリスクがあるような浅層などターゲットとなる深さ以外にはダメージを与えたくない場合には，周波数が高い端子で低出力にて照射する必要がある．そのため 4.5 mm の集束深度では 4 MHz の周波数が用いられ，3.0 mm では主に 7 MHz（4 MHz も製造されている）．逆に 1.5 mm の端子では 10 MHz と周波数が大きく設定されている．また端子は凹面鏡構造をしており音響レンズとして作用する．それを包括するトランスデューサーは水で満たされている．人体への接触の際にはエコー検査用のジェル（組成上はほぼ水）を塗布し，トランスデューサーから人体内へ伝播する際の音響インピーダンスの差をほとんどなくし，エネルギーのロスを最小限としている．水が古くなり汚染されたり，また水量が少なくなって空気が混入することによって素子周囲の物質の組成が変わると皮膚との境界で音響イン

ピーダンスの相違が生じてしまい，超音波は大きく減衰する．そのためトランスデューサーには使用期限が明記されている．

作用機序

この HIFU 機器の主たるターゲットは SMAS や筋などの深層，真皮下層，真皮内であり，それぞれ 4.5 mm, 3 mm, 1.5 mm のトランスデューサーがその目的に合致している（図 6）．それぞれの深部を加熱し，他の機器では得られないような高温へ至らしめ，瞬時に焼灼可能である．その機序として，熱を与えてタンパク変性が生じるような高温（一般に 60℃以上）とし[7]，膠原線維の三重螺旋構造の変性と収縮による即時効果（一次収縮）を得る．さらに変性した膠原線維や弾力線維が創傷治癒機転によって修復される remodeling（再構築）作用によって，二次収縮となる長期的な組織収縮と弾力の維持，皮下の癒着などによりタルミを改善する．

SMAS や筋組織に対して焼灼，その後の再構築・拘縮を生じさせることで深部の tightening 作用がある．それだけでなく，真皮組織に対しても表皮など表層の組織に対する熱ダメージを与えずに確実に焼灼できることは非常に興味深い．本機器は音響レンズの性能が高く，また焦点部はかなり高温となるため，他機器に比較してごく小さな範囲が強く熱変性する．Tightening 機器においては脂肪萎縮が常に問題となるが，その点でも小さ

く確実な熱損傷というのはそのようなリスクが少なく，より lift-up に特化した機器と言える．

ただし，非選択的にその深度の組織が焼灼されるので，顔面の解剖を理解し適切な深度の端子の選択や，神経の走行領域など照射を避ける必要のある部位を理解することが効果面でもリスク回避面でも最も重要となる．

筆者は本機器が開発され，臨床治験がなされていた時期に導入，使用した経験から，機器の改良やプロトコールに関して初期よりその動向を見てきた．年数が経つにつれよりシステマティックにかつ安全に配慮した手法へと発展してきたが，やや安全性を重視して市場へ迎合している印象も受ける．本稿では筆者が現在用いている設定・手法などを主に述べていく．

適応と手技の実際

1．適　応
本治療の最もよい適応は眉毛の下垂・頬のタルミ，頸部の弛緩である．また実際の臨床においてはポニーテールをした時のような変化が認められるという表現が最も適している印象がある．

患者の実感として，施術後 4 週間ほどすると皮下の引き締まり感・引き上げ感が得られるが，それは外見の変化だけではなく，SMAS の領域上を触れることでもその硬さという「触り心地」で自覚される．

2．禁　忌
絶対的禁忌としては以下のものが挙げられる．
• 治療部に創傷がある．
• 重度のざ瘡がある．
• 治療部（焦点部）に金属製の異物が挿入されている（ただし超音波断層画像で確認できるため，深度が一致していない場合は問題ない）．
• 止血機能に異常がある．
相対的禁忌としては，以下のものが挙げられる．
• 精神疾患を有する．
• 顔面の運動神経および知覚神経麻痺を有する．
• 疼痛に対して恐怖心が強い患者

そのほかにも，機器治療というのは外科的治療や注入剤と比較して，即時的かつ大きな変化を得られるものではないため，現実に生じる変化に対して過度の期待がある患者，効果に理解が得られない患者は避けた方がよい．昨今，美容医療の一般への認知が上がるにつれ，メディアに踊らされた患者がこのような期待を抱いてくることが多くなっているので注意が必要である．あくまで医療行為なので，治療の適応を見極めて，商業的になりすぎずに施術を行うべきであると考える．

適応年齢は 35 歳以上と考えている．HIFU 機器は本質的に若返る機器ではない．基本的には組織内に熱損傷を与えコラーゲンを産生させる．通常の創傷とは異なって表皮や血管にダメージを与えないとは言え，あくまで創傷治癒機転によるものであって，皮下などに瘢痕を生じさせることによる効果である．最近，若年層での HIFU 治療が行われているが，強い熱損傷を与える本機器においては若年層での治療は推奨されない．創傷治癒機転によって生じるコラーゲンは若年者の構造ではなく，その配列や密度も正常とは異なる．若年者に対する照射後の効果は組織の一次収縮と一過性の腫脹が相まって生じているものであり，繰り返しの施術は好ましいものではないと考える．

3．手　技
A．準備・麻酔
洗顔後に術前の写真を撮影し，また表情筋の動きを含む顔面の左右差などを確認，患者にもよく説明をしておく．多くの患者は顔面の自然な左右差を自覚しておらず，それゆえ治療後にじっくりと自身の顔面を観察して初めてそれを自覚し，効果の左右差として訴えることがある．

麻酔は希望により外用の麻酔薬を用いることがあるが，深部への照射に伴う疼痛には効果が薄く，筆者はマッサージ用バイブレーターを用いて振動覚を与え，ゲートコントロール理論に基づく疼痛管理をしている．

B．手技の実際
顔面の解剖を考慮しながら照射を行うことが肝

要である.

局所構造の断面は画面上に描出されるので，標的となる層をまず把握する．端子には超音波検査で用いるジェルを塗布し，音響インピーダンスの劣る空気などの混入を避け，液体成分の中を超音波が伝播するように，また定められた深度に超音波が集束されるように，しっかりと密着させる.

まず4.5 mm深度に集束されるトランスデューサーを用いて，SMAS領域に対して照射を実施する．画面をよく観察すると輝度の高いSMASが描出されることが多く，圧抵する力を調節しながら深度が一致するように心がける．同様に頚部においても広頚筋を標的として照射を行う.

なおSMASは内側に向かうほど薄くなるので，retaining ligament（支持靭帯）の付着部位を考慮して[8]，引き上げには寄与しない内側は多くは照射しない．特に鼻唇溝より内側は眼窩下神経末梢の走行部位でもあり，4.5 mmの深度では誤って照射されてしまい口唇周囲の知覚麻痺を生じる可能性があるので避けるべきである.

次いで3.0 mmのトランスデューサーに取り替え，頬部から頚部，額部，下眼瞼を照射する．真皮下層から直下に熱が発生するので，全体として収縮が生じるよう広範囲に照射する．また3.0 mmのトランスデューサー製品には先端の面積が小さなnarrow typeがある．筆者はこれを用いて上眼瞼や下眼瞼に照射している．ただし，その際は皮膚を強く引っ張り眼球へ照射されないよう細心の注意が必要である．深度が浅いとはいえ，眼球への照射は白内障などの合併症のリスクがあると考える．通常のtypeでの照射は眼球照射回避の安全面からは不適である.

さらに必要に応じて額部や眼瞼周囲において1.5 mmのトランスデューサーを追加照射するが，筆者は現在では4.5 mm，3.0 mmのトランスデューサーのみを用いている．1.5 mmは直後の一次収縮には優れるが，やや発赤腫脹が強いこと，持続性に乏しいことなどがその理由である.

これら一連の照射により，真皮，真皮直下，筋膜，筋層などに無数の点状熱凝固が生じることとなる．施術後は特別なケアを要しない.

3か月経過して効果が弱いと判断された部位に対しては，追加で部分的な照射を行うようにしている.

4．合併症と回避のコツ

合併症として，表面の熱傷，局所腫脹，皮下出血，神経麻痺が挙げられる．以下に回避のためのポイントを述べていく.

A．表面の熱傷および局所の腫脹

圧抵が不十分な時は照射しない.

熱傷は殆どが接触不良によるものであり，結果として点状の瘢痕や色素沈着を生じる．画面を見ながら圧抵を正しく行えば避けることができる．導入初期に生じやすい.

局所の腫脹も同様で，特に3 mm端子の接触不良時に生じやすいが，頚部では正しく照射しても時に生じる．ただしほとんどの場合は数時間以内に消失する.

B．皮下出血

側頭の有毛部領域や口角近傍の照射を避ける.

稀に生じる合併症ではあるが，おそらくは比較的太い静脈に照射されてしまった場合に生じると考えられる．筆者の経験では側頭の有毛部領域や口角近傍の照射で生じた経験がある．特に口角近傍で生じると硬結を生じて表情筋の動きに制限を与え，あたかも顔面神経不全麻痺のように患者は自覚するので，注意を要する.

C．神経麻痺

解剖を理解して避けるべき照射部位を見定める.

神経麻痺は特に額部の眼窩上神経・滑車上神経走行領域に起こりやすく，これを完全に避けることは実際には難しいが，額部の照射は内側領域のみとするとリスクは軽減される．神経と照射部が一致すると，頭頂部にしびれが走るような衝撃が起こり，数週間の感覚鈍麻や違和感を生じる．幸い知覚神経であり，また可逆的であるため，額部へ施術を行う場合には事前にこの可能性は十分に説明をしておく．稀ではあるが，眼窩下神経麻痺

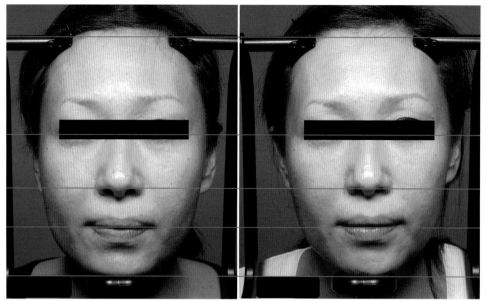

a．治療前 b．治療3か月後

図 7．症例：フェイスラインの引き上げが肉眼的に確認できる．

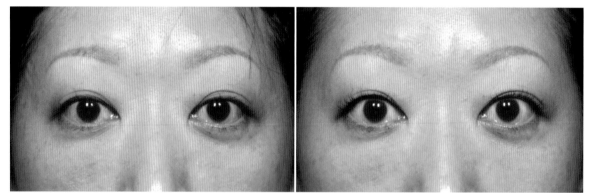

a．治療前 b．治療3か月後

図 8．症例：前額部への照射により眉毛の引き上げが生じている．

も生じることがある．4.5 mm トランスデューサーでの眼窩下神経走行領域照射を避けること，鼻唇溝近傍や上口唇周囲への 3 mm・4.5 mm トランスデューサーでの照射は避けることで回避できる．生じた場合，口唇や口腔内の知覚鈍麻・うがいを上手くできなくなるなどの問題があるが，1 か月以内に回復する．

　最も回避するべきは顔面神経損傷で，マリオネットライン近傍への照射は禁忌である．さらに下顎下縁照射時は強い圧迫を行わないで照射するべきである．それと類似した症状で表情筋の腫脹による口唇周囲の表情筋麻痺症状がある．筋痙攣

を生じたり動きが悪いなどの所見があるが，口角の下垂などはない．この場合即時的には症状が発現しない．翌日以降に筋が腫脹し，笑うと左右差が出るなどの症状が発現する．対処法としては局所の冷却を 3 日程度しっかり行うと早期に消失する．一旦腫脹してしまうと 3 週間程度は症状が残存することもあるので注意が必要である．

代表的症例

　症例を供覧する（図 7，8）．頬や上眼瞼のタルミを主訴として来院した患者に対し，HIFU による治療を実施した．治療 2～3 か月後において効果発

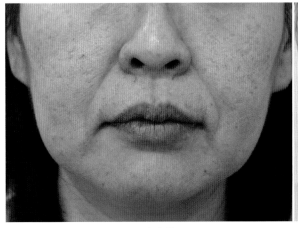

a. 治療前   b. 併用治療後

図 9. HIFU, 高周波の併用症例
フェイスラインの引き上げ効果のみでなく, 引き締まった印象も与える.

現は最大となり, その効果は約1年間持続した. 臨床写真上の改善は外科的治療や注入剤と比較すると劣る反面, ダウンタイムなく, かつ全体の改善を得られることが最大のメリットと言える.

高周波機器との相違点, 併用療法について

タルミの治療機器として先行する高周波機器, 特にジュール熱による容量結合型単極式高周波との比較も言及する. どちらも現在の美容医療においては代表的な治療機器であり, 組織を熱変性させ, 創傷治癒機転を生じさせコラーゲンなどの細胞外基質を再構築していく. HIFU は一定深度に複数の非連続的点状組織損傷, つまり2次元的でフラクショナルな熱変性を数層に及ぼすことで効果を得る. これに比較して高周波は集束することがなく, ジュール加熱(抵抗加熱)によるインピーダンスの差違を利用した線維組織優位な加熱によって三次元的にボリュームをもって組織の熱変性, 組織の収縮が生じる[9].

患者にはわかりやすい言葉で, HIFU は引き上げ, 単極式高周波は引き締めであると説明している.

そして, この特性の差を考慮して, 両者の併用療法も行っている. 引き締めと引き上げという2つの変化の相違点から併用療法は機器治療では最も効果的なものの1つと考えている. 同日に両機

器を照射することによって下顔面を主としたタルミに対して大きな効果を発揮する(図9).

正式な呼称について

本機器は米国では近年 HIFU と称さず, Microfocused Ultrasound と呼称するようになってきた. これは泌尿器科など他科領域の HIFU と比較して焼灼点が非常に小さく微小な点に超音波が集束し, 熱凝固点がコラーゲンなどの組織変性に十分な高温に到達すること, および他科の HIFU や部分痩身用の HIFU では低い周波数のキャビテーション効果を含む機構なども意味すること, そしてタルミ治療目的での HIFU としては他製品に比較して組織損傷が確実に生じて効果がより大きいこと[10)11)]などから, 一般的な HIFU との差別化を明示するためではないかと推測される. さらにはエコー画像によって照射部位の構造を視覚化できることからMicrofocused Ultrasound with visualization(MFU-V)と記載されることも多くなっている[12)13)].

参考文献

1) 内田豊昭:前立腺癌に対する高密度焦点式超音波(HIFU)療法. 臨泌. **57**:337-341, 2003.
2) 武藤　智, 堀江重郎:前立腺癌に対する高密度焦点式超音波治療 HIFU の現況と展望. 月刊新医

療. **36**：56-58, 2005.

3) 市塚清健：強出力集束超音波（HIFU）を用いた栄養血管閉塞による子宮筋腫の低侵襲治療. 日産婦誌. **59**：1703-1711, 2007.

4) White, W. M., et al.：Selective creation of thermal injury zones in the superficial musculoaponeurotic system using intense ultrasoound therapy. Arch Facial Plast Surg. **9**：22-29, 2007.
   Summary　HIFUの理論や生体内での反応などをまとめた論文.

5) Gliklich, R. E., et al.：Clinical pilot study of intense ultrasound therapy to deep dermal facial skin and subcutaneous tissues. Arch Facial Plast Surg. **9**：88-95, 2007.

6) 宮田成章：高密度焦点式超音波による顔面たるみ治療. 日美外報. **32**：64-69, 2010.
   Summary　HIFUを用いた治療に関して本邦初の臨床報告.

7) Goldberg, D. J.：Biology of collagen. Ablative and non-ablative facial skin rejuvenation（Goldberg D. J. ed）. pp. 1-8, Martin Dunitiz, London, 2003.

8) 与座　聡：Retaining ligament を用いた face lift の考え方. 形成外科. **52**：43-50, 2009.

9) Esperza, R., Gomez, J. B.：The medical face lift：a noninvasive, nonsurgical approach to tissue tightening in facial skin using nonablative radiofrequency. Dermatol Surg. **29**：325-332, 2003.

10) Park, J. Y., et al.：Custamized treatment using microfocused ultrasound with visualization for optimized patient outcomes. J Clin Aesthet Dermatol. **14**：e70-e79, 2021.

11) Pavicic, T., et al.：Microfocused ultrasound with visualization：Consensus on safety and review of energy-based devices. J Cosmet Dermatol. **21**(2)：636-647, 2022.
    Summary　各種の HIFU 機器の比較などをまとめた論文.

12) Sasaki, G. H., Tevez, A.：Microfocused ultrasound for nonablative skin and subdermal tightening to the periorbitum and body sites：preliminary report on eighty-two patients. J Cosmet Dermatol Sci Appli. **2**(2A)：108-116, 2012.

13) Fabi, S. G., et al.：Optimizing patient outcomes by customizing treatment with microfocused ultrasound with visualization：gold standard consensus guidelines from an expert panel. J Drugs Dermatol. **18**(5)：426-432, 2019.

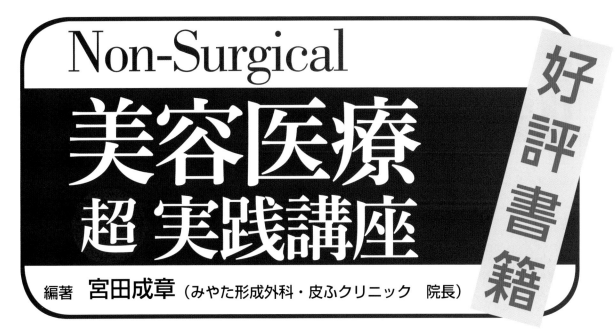

Non-Surgical
美容医療 超 実践講座

好評書籍

編著 **宮田成章**（みやた形成外科・皮ふクリニック　院長）

Non-Surgical 美容医療の基本の"キ"から、
美容外科・美容皮膚科の領域で第一線を走る
豪華執筆陣が行っている施術のコツまでを
図総数 281 点、総頁数 400 頁にギッシリと
つめこんだ，"超" 実践講座 !!

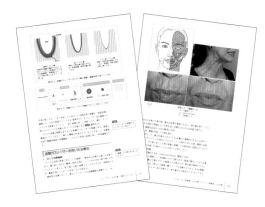

| 2017 年 7 月刊　B5 判　オールカラー
| 定価 15,400 円（本体 14,000 円＋税）

ᐧᐧ**主な**contents

レーザーによる治療
炭酸ガスレーザー
Er：YAG レーザー
Q スイッチアレキサンドライトレーザー・
　ルビーレーザー
Q スイッチ Nd：YAG レーザー
光治療
ロングパルスアレキサンドライトレーザー/
　ロングパルス Nd：YAG レーザー
付記：カーボンピーリング
ロングパルス Nd：YAG レーザー
ダイオードレーザー
フラクショナルレーザーの基本原理と
　ノンアブレイティブフラクショナルレーザー
フラクショナル Er：YAG レーザー
フラクショナル炭酸ガスレーザー
ピコ秒レーザー
高周波による治療
単極型高周波と高密度焦点式超音波治療
Radiative 式高周波
ボツリヌス菌毒素による治療
ボツリヌス菌毒素による治療
ボツリヌス菌毒素の注射手技：Microbotox

注入剤による治療
ヒアルロン酸・レディエッセの注入手技①
ヒアルロン酸の注入手技②
PRP（多血小板血漿）療法
糸による治療
スレッドリフト
スキンケアによる治療
薬剤の経皮導入：水光注射
薬剤の経皮導入：エレクトロポレーション
ケミカルピーリング、トレチノイン
　およびハイドロキノン
マイクロダーマブレーション：
　ダイヤモンドピーリング
手術による治療
経　営
経営についての一般論・国内美容医療の状況

◀更に詳しい内容は弊社 HP を Check!

 全日本病院出版会　〒113-0033　東京都文京区本郷 3-16-4　Tel：03-5689-5989
www.zenniti.com　　　　　　　　　　　　　　　Fax：03-5689-8030

PEPARS No.199：18-25, 2023

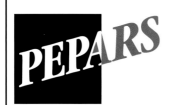

◆特集／HIFU と超音波治療マニュアル

異なる照射法を有した HIFU の多機能性について

衣原　公美子*

Key Words：高密度焦点式超音波(HIFU；High Intensity Focused Ultrasound)，タルミ(sagging)，ウルトラフォーマー®(Ultraformer®)，おとがい下脂肪(submental fat)，上下眼瞼タルミ(sagging of upper and lower eyelids)

Abstract　　HIFU(High Intensity Focused Ultrasound；高密度焦点式超音波治療法)は一般認知度の高いタルミ治療器である．CLASSYS 社の HIFU 治療器であるウルトラフォーマー® の多様な治療についてご説明する．ウルトラフォーマー® は種類が豊富なカートリッジや複数の照射方式を用いることができるため，症状や部位に合わせて多種の治療設計が可能であり，様々なアプローチを組み合わせることでどのような症状の患者にも対応できる．具体的にカートリッジの組み合わせで可能となるウルトラフォーマー® による皮膚表面のタイトニング(HIFU シャワー®)，上下眼瞼のタルミ治療(HIFU アイシャワー®)，下顎，首の脂肪治療(HIFU ディープシャワー®)，HIFU を用いたスキンケア治療(HIFU ブースター)，それぞれの治療についてご説明したい．

はじめに

2008 年に美容皮膚医療として報告された[1]高密度焦点式超音波治療(High Intensity Focused Ultrasound；以下，HIFU)は，今日では世界各国で一般認知度が高く，患者評価も高いタルミ治療となった．

現在本邦において複数の企業に開発された HIFU 治療器が多種導入されており，個々の HIFU にはそれぞれ特徴がある．医師にとっては HIFU 購入の際，多数の HIFU 機器が購入候補に挙がるため，それぞれの HIFU 治療器の特性と効果の違いに注目が集まっている．

私たち医療者にとって，各 HIFU 治療器の照射特性を理解し，臨床症状に応じ使い分けできるようになることが HIFU を使用する上での次の課題である．

各 HIFU 機器の特性理解のために，今回筆者は CLASSYS 社の HIFU，ウルトラフォーマー® についてご説明したい．他の HIFU 機器と比較の上，治療器の理解にお役立て頂ければ幸いである．

現行のウルトラフォーマー® の特徴は 7 種類の深達度のカートリッジを搭載していることと，従来のドット方式に加え，線状および円状の 3 種の異なる照射方式を有することにより，様々な治療法を選択できることにある(図 1)．

CLASSYS 社(韓国)は 2011 年に初代 HIFU を開発し，以降同社の HIFU は改良を重ねて世界各国に広まっている．2015 年に開発されたウルトラフォーマー® Ⅲ は本邦において最も多くの医療機関で取り扱われてきた．カートリッジの種類が豊富で治療の選択性が高いこと，操作しやすさやコスト面など，メリットが多いことが取り扱いの多い理由であると思われる．その後 2022 年に開発されたウルトラフォーマー® MPT は他社機種にない 3 種の発振方式を持つ照射特性があり，ウルトラフォーマー® Ⅲ の次の機種として多くの医療機関に期待されている．

* Kumiko KOROMOHARA, 〒104-0061　東京都中央区銀座 6 丁目 7-7 IWATSUKI BLDG Ⅲ ビル 2F　レイクリニック，院長

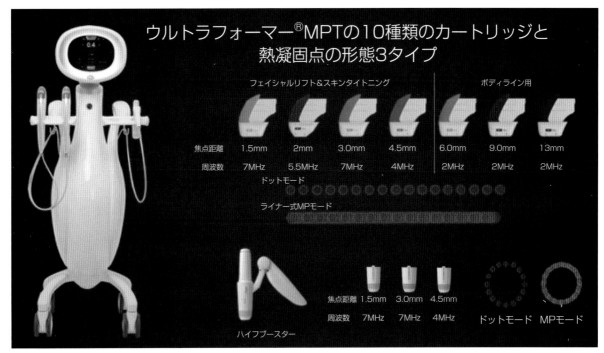

図 1. ウルトラフォーマー®MPT の 10 種類のカートリッジと熱凝固点の形態 3 タイプ
1.5 mm から 13 mm まで異なる深さのカートリッジを選択できる．またそれぞれドットモードと線状に照射される MPT ライナーモードが選択できる．円形照射が可能なブースターカートリッジもドットとライナー両モードが選択可能.

HIFU の作用・概要

　HIFU は超音波を用いたタルミ治療で，SMAS（superficial musculoaponeurotic system）の熱凝固が主な作用である．頬のリフトアップ，フェイスラインの修正，下顎や二重顎の修正といった効果が報告されている．SMAS への強い熱作用は即効性を示し，患者にとってもタルミの形状変化が治療直後よりわかりやすい.

　レーザーや IPL と比較し，HIFU は皮膚表面や他の組織に傷を付けずに，人体組織の内部へ深く浸透することができる．HIFU トランスデューサーから高エネルギーの超音波が発生され，体内の 1 点に集まる．その点に集束された部分だけが高温になり，60℃以上の凝固ゾーンが形成される．その結果コラーゲン収縮が生じ[2)]，コラーゲン修復とタイチニング，リフトアップが可能となる.

　HIFU のターゲットは主に SMAS[1)]，また SMAS と同レイヤーにある眼輪筋や広頸筋周囲の線維群であり，反応の深さは一定で，表皮など他の組織にはダメージを与えない.

SMAS（表在性筋膜群）とは

　HIFU が主に作用する SMAS は，顔面表在性脂肪コンパートメント下に広範囲に存在する腱膜システムで，顔面の筋肉が一連の動きを形成するために必須のシステムである．SMAS は頬から側頭筋上，広頸筋膜上にかけて広く分布し，要所において皮膚へ靭帯により連結している．表在性脂肪コンパートメントと SMAS の下には顔面の表情筋群が位置しており，SMAS は表情筋の微細な動きを皮膚表面へ伝えるという，重要な役割を有している.

　加齢により SMAS を含む腱膜が萎縮すると，表情筋の動きが皮膚表面にうまく伝わらず，支持力も失われてシワやタルミが形成される．HIFU はこの腱膜システムに熱凝固を加え平滑にすることで，わかりやすい抗加齢効果を得ていると言える.

　SMAS は顔全体および首まで同じ層で広がっているので HIFU はこの SMAS を治療ターゲット

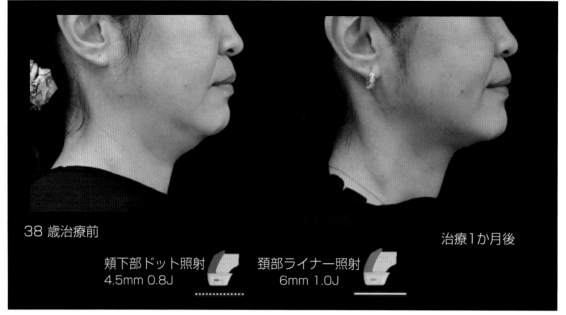

38 歳治療前　　　　　　　　　　　治療1か月後

頬下部ドット照射　　　頚部ライナー照射
4.5mm 0.8J　　　　　　6mm 1.0J

図 2. ウルトラフォーマー® を用いて頬全体に 4.5 mm, 3 mm, 目まわり
　　に 2 mm, 首に 6 mm, 4.5 mm の深さの HIFU 治療を行った結果
　　左：治療前, 右：治療後 1 か月後. 頬全体の下垂, 二重顎の改善, 瞼のタ
　　ルミなど顔面全体にタルミ改善効果が認められた.

とすることで, 顔面から首を含めたタルミの改善, リフティング効果を出すことに成功している[3][4]. 加えて広頚筋膜への熱凝固作用は, 頚部〜下顎ラインの修正としても効果がある.

　SMAS 層に存在する広頚筋に加え, 眼輪筋も側頭部まで SMAS 下に広がるため, 頬, 首に加え目元も HIFU による改善が見られる. 結果として眉毛挙上や瞼の下垂の改善といった効果が認められる（図2）.

　White ら[1]は耳前部, 側頭部, 前頭部における照射後の組織変化を評価すると, 4.5 mm の照射でいずれの層も SMAS に到達していることを報告した. 主に 4.5 mm のカートリッジを治療に用いることで, SMAS に対し熱凝固作用が与えられると言える.

ウルトラフォーマー® の機能理解

1. ウルトラフォーマー® の多種カートリッジ

　ウルトラフォーマー® は HIFU を利用してターゲットとなる深部組織に 60℃ 以上のエネルギーによるコアグレーションを生じさせ, 照射部の創傷治癒過程を利用して組織修復を図る治療器である. 主に SMAS をターゲットとし, 4.5 mm の深さを主として照射できるよう設計されているのは一般的な HIFU と同様である.

　現実的には患者の個体差や, 治療ターゲットエリアの深さは一定でないことから, 4.5 mm のみでは治療は完結しない.

　部位ごとにターゲット層の深さが異なるため, それぞれの部位で適切な効果を得るためには, 部位や症状に応じたカートリッジが必要である. 同じ顔面でも部位により皮膚の厚さが異なっていることを Ha らが報告した[5]. このような部位別の皮膚の厚さを理解し, 治療の深さを選択する. また皮膚の厚さは患者ごとにも異なり, 違った症状を呈していることも追記したい. 医師は効果的な治療結果を得るために, 患者の状態に応じた治療の選択が求められる.

　CLASSYS 社は部位別に必要なカートリッジを選択できるよう, ウルトラフォーマー® の 7 種類の深さのカートリッジを開発した. HIFU 深達度により, 4.5 mm, 3 mm, 2 mm, 1.5 mm, 6 mm, 9 mm, 13 mm が用意され, 治療の選択肢が広がった. 適切な深さのカートリッジを選択すること

で，患者の症状に合った治療ができる．

　顔面に対しては4.5 mm，3 mm，2 mm，1.5 mmを使用する．

　これに加えて二重顎を訴える下顎から頚部の治療として6 mmのカートリッジが追加使用される．

　患者の皮下組織の厚さは個人差があるため，種類が豊富なカートリッジを使い分ければ，患者のサイズを選ばずに治療できる．脂肪の量に個人差が出やすい下顎下の脂肪や広頚筋上部脂肪層など，皮下脂肪が厚い部位への照射には脂肪の熱作用を意図した深い照射深度を選択し，皮下脂肪の薄い患者にはSMAS層への深達に集中した治療を選択する．

　またウルトラフォーマー®の2 mmのカートリッジの利便性は特記すべきである．ウルトラフォーマー®の2 mmカートリッジの形状は薄く，ドットの間隔も自在に調整できるため，目元や口元など細かく照射する必要がある部位に適している．2 mmは真皮や皮膚の薄い眼瞼周囲をターゲットとしたアプローチができる．眼窩骨内に照射されないよう眉毛周囲や下眼瞼の皮膚を伸展しながら注意深く照射する必要があるが，ウルトラフォーマー®の2 mmカートリッジの薄い形状は眼瞼周囲を際まで細かく照射するのに役に立つ．

　このように治療適性を考えたカートリッジの選択はもちろん必要であるが，HIFUの最も深刻な副作用である神経損傷を避けるためにも，適切な深さへの治療が必要であり，医師が適切なカートリッジを選択し，侵襲のない治療を患者に提供することが当然求められる．

　6 mm，9 mm，13 mmはボディへの治療として使用することができる．これは二の腕などの部分やせやセルライトの治療として使用される．

　このほかにも多汗や外陰部のタイトニング，薄毛治療など，カートリッジを使い分けた治療について各国の医師による研究が進んでいる．

2．ウルトラフォーマー®特有の治療

　さて，本邦においてこのように豊富なカートリッジをわかりやすくするために，症状に応じた

治療の名称が登録された．通常のHIFUの考え方から発展し，照射部位や照射の深さに合わせてカートリッジを使い分けて行う治療にそれぞれ名称がついている．

- **HIFUシャワー®**：表層皮膚のタイトニング作用．1.5 mm～2 mmのカートリッジを使用する
- **HIFUディープシャワー®**：フェイスライン・二重顎の改善作用．下顎下に4.5 mm～6 mmのカートリッジを用いた治療を行う
- **HIFUアイシャワー®**：上下眼瞼のシワ・タルミ．主に2 mmのカートリッジを用いる

　通常の4.5 mmを中心とした治療は先述の通り，治療部位に応じて深達度を選択，変更して治療を行う．主にSMASの熱凝固作用によるリフトアップ治療であるが，神経損傷のリスクがある部位への照射やターゲットの深さが浅いエリアには3 mmのカートリッジを用いた治療が行われる．顔面皮膚の深さに応じてカートリッジを使い分け，こめかみや額には3 mmまたは2 mmカートリッジが，浅層の眼瞼周囲には2 mmカートリッジが用いられる．また真皮への照射は1.5 mmカートリッジが浅層のシワや皮膚表面をタイトにするために用いられる．

3．HIFUシャワー®

　1.5 mmと2 mmの浅い層へカートリッジをゆっくり動かしながら（ムービング方式）照射する手法．主に真皮への照射と真皮と皮下のジャンクションを治療ターゲットとし，熱凝固を用いて強固にする治療で，皮膚の張りや浅いシワの改善といった効果が期待できる．また付加効果として1.5 mmを用いた治療による色素性疾患の改善効果も多数報告されており，HIFUの熱作用による皮膚ターンオーバーの促進作用が期待されている[6)7)]．

4．HIFUアイシャワー®

　HIFUアイシャワー®はウルトラフォーマー®を用いた目元のHIFU治療の名称である．目元は加齢が目立つ部位でありながら，治療が難しい部位

である．加齢変化として様々な症状が現れるが，HIFU を用いた治療では上眼瞼の下垂改善や下眼瞼のタルミが改善する効果が認められる[8]．また加齢により下がった眉毛を挙上する効果も報告されている[9]．

眼瞼周囲は脂肪層が薄く，皮下には眼輪筋が存在する．眼輪筋は側頭部まで広く大きく存在する筋肉で，動きも大きく頻繁である．加齢とともに皮膚全層に萎縮変化が現れ，筋肉の収縮・弛緩の繰り返しにより皮膚が牽引されると，目元に特有のシワやタルミが形成される．

HIFU は萎縮した皮膚，および SMAS 上部皮下の萎縮層を修復することにより，眼瞼周囲のシワ・タルミ症状を緩和する．

眼輪筋の分布範囲は広いので，眼輪筋周囲と側頭部，頬骨部，前頭筋の一部を含めた範囲が眼瞼の HIFU の治療範囲となる．同じ眼瞼周囲と言っても選択すべき照射深度は異なる．特に三叉神経が分布する範囲に深く照射すると感覚障害が生じ，長く続くことになるので注意が必要である．下眼瞼の治療においては眼窩下神経孔があり，この部位を避けた治療が望ましい．神経損傷を避けた眼瞼周囲の治療として適切な照射深度は 3 mm以下であり，眼輪筋の分布範囲の外側部は 3 mm以下で，さらに眼輪筋の分布範囲の内側部位は皮膚が薄いので 2 mm 以下の照射が望ましい．ウルトラフォーマー®の 2 mm カートリッジは薄く設計されており，眼瞼周囲の治療に適した形状となっている．2 mm カートリッジを用いた眼瞼周囲の治療を HIFU アイシャワー®と呼んでいる．

2 mm カートリッジの照射しやすい設計は眼瞼周囲の安全な治療に役立っていることを特記したい．角膜や硝子体の損傷を防ぐため，眼瞼周囲の治療には細心の注意が必要である．効果的かつ安全な治療のために，上眼瞼の治療において施術者は眉毛をしっかり上方に伸展し，必ず眼窩骨を触れる位置での照射を行う必要がある．また下眼瞼への照射は同様に眼瞼周囲皮膚を下方にしっかりと牽引した上で，照射エネルギーが眼窩内に深達

しないよう照射する必要がある．こうした精密な治療に，ウルトラフォーマー®の 2 mm カートリッジは適しており，安全性の確認がしやすく，眼瞼際まで細かく照射できることは高い治療効果につながっている．

このような照射の工夫の結果，通常治療後の副反応は軽い痛みや発赤に留められる[8]．

目元の加齢変化は様々で，瞼が下がった，目が小さくなった，目の下のシワ・タルミなど，患者は様々な状態を訴える．下眼瞼の眼窩下脂肪の前突などエネルギーデバイスでは改善に限界がある症状もあるが，少なくとも真皮と皮下組織の萎縮が原因で生じている眼瞼周囲のタルミに対しては，HIFU は有効であると言える．

年齢とともに皮膚が萎縮し，眼輪筋は薄くなり，眼窩下脂肪の突出距離は長くなる[10]．

いったん突出してしまった眼窩下脂肪を戻すのは難しく，手術が必要となる．HIFU を用いて眼輪筋より上部の組織修復し，下眼瞼の老化を予防することが重要であると筆者は考えている．

5．HIFU ディープシャワー®

HIFU ディープシャワー®は，ウルトラフォーマー®の 6 mm カートリッジを用いた下顎下の脂肪および二重顎修正治療の本邦における名称である．症状に応じて，4.5 mm および 6 mm カートリッジを用い，おとがい下の二重顎修正を行う jawline contouring で，下顎ラインの修正，おとがい下脂肪の改善効果が多数報告されている．眼瞼周囲の症状改善に加え，HIFU に特徴的な治療効果の 1 つである[11]．

下顎下脂肪，二重顎に対する治療として脂肪吸引術が有効であるが，より侵襲の少ない non-surgical な治療として HIFU は顕著な効果を示している．

脂肪層へ HIFU が照射されると，脂肪細胞膜が分裂され，脂肪は液化する．HIFU 照射の結果，BMI の高い患者では下顎部～頚部全体の過脂肪が減少する[12]．

BMI が正常の患者も二重顎の訴えは多く聞か

れるが，これは広頚筋上部の fat pad が下垂して生じた症状で，SMAS と同レイヤーおよび脂肪層への治療により改善効果が得られる．

下顎周囲では頚部は皮膚を剥離すると広頚筋上部脂肪に覆われた SMAS 層が露出する[13]．

下顎周辺では lateral fat pad が頬骨下顎を越えて存在する．その下に広頚筋があるが，この層が通常 4.5 mm カートリッジの適応となる層である．Jawline の治療は下顎を越えて首まで治療する必要があることがわかる．

ところが広頚筋上部の脂肪層は厚さに個人差があり，BMI が高い患者においては満足度の高い効果を出すために 4.5 mm に加え，6 mm カートリッジを用いた治療が必要である．

美しい頚部のための治療のゴールは胸鎖乳突筋の露出と，下顎ラインの明瞭下，下顎と胸鎖乳突筋が作る 3 角のエリアが見えてくることと設定すると評価しやすい．

6．ウルトラフォーマー® の新しい照射方式
A．MPT モード

上述の HIFU シャワー®，HIFU アイシャワー®，HIFU ディープシャワー® はウルトラフォーマー®Ⅲのカートリッジの選択で行うことができる治療であるが，さらに効果が高い治療を実現するために，後継のバージョンであるウルトラフォーマー®MPT が開発された．

ウルトラフォーマー®MPT は HIFU の一般的な照射方式であるノーマルドット照射に加え，線状に照射できる MPT ライナー照射を選択できるようになった．ノーマルドット照射は一定のサイズのドット状に熱が集中し，凝固層を形成するもので，ドット状に大きなコラーゲン新生層が形成され，強いリフティング効果をもたらす治療である．これに対し MPT ライナーモードは細かく密なドットが線状を形成する照射方式で，ドット方式とは全く異なる凝固層を形成する．1.5 mm など浅層におけるライナー照射では広く真皮層に熱作用が生じる．また 3 mm～4.5 mm の深層では脂肪層の凝集，溶解反応，SMAS の熱凝集反応が

細かく広い面に生じる．それぞれの照射方式の使い分けで，熱凝縮が大きくリフトアップ効果の高いノーマルドットモードは主に SMAS への照射で高いリフトアップが，また線状の MPT ライナーモードでは皮膚や脂肪層への密な熱作用により脂肪の収縮や皮膚浅層のタイトニングが可能となる．

すなわち最新のウルトラフォーマー®MPT はドット照射および線状照射を組み合わせることで，高いシナジー効果を得られる治療となった．下顎脂肪に対しては従来のウルトラフォーマー®Ⅲを用いた HIFU ディープシャワー® に比較し，ウルトラフォーマー®MPT に搭載された MPT ライナーモードを用いた結果，少ないショット数で高い下顎脂肪減少効果が得られた．MPT ライナーモードの細かい照射はドット照射よりもさらに脂肪層の溶解，溶解反応に適していると言える．

いずれの深さのカートリッジでもドット照射またはライナー照射は利用可能で，タッチパネルで簡単にいずれの照射法を使用するか選択することができる（図 3）．

B．HIFU ブースター：HIFU を用いた有効成分のデリバリー

ウルトラフォーマー®MPT にはノーマルドットモードおよび MPT ライナーモードに加え，ブースターモードと呼ばれる円形照射方式が搭載されている．これは日本国内ではウルトラフォーマー®MPT のみに見られる照射方式である．円形にすることでライナーモードよりさらに細かく，また丘状の顔面で輪郭に沿った照射が容易となった照射モードである．ブースター照射は従来の HIFU 照射とは異なり，常に術者が手を動かしながら輪郭に沿って円を描くように照射する．円形を描きながら輪郭に沿って動くことで，顔面全面に細かく広範に照射することが可能な照射方式である．

HIFU ブースターも，カートリッジの深さは 4.5 mm，3 mm，1.5 mm の多種の深さが用意されている．1.5 mm を用いると浅い真皮層の治療

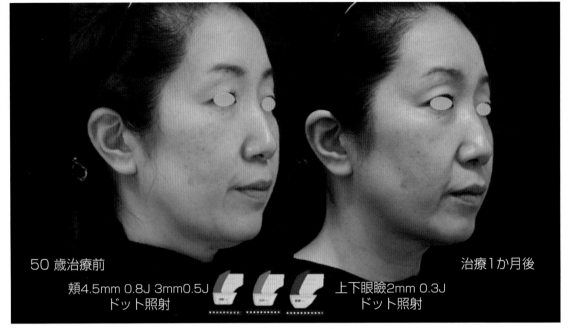

図 3. HIFU ディープシャワー® による症例
右：治療前，左：治療後．首に 6 mm，4.5 mm の深さを用いた HIFU 治療を行った結果

が可能で，また 3 mm や 4.5 mm は頬下部の過脂肪やタルミが目立つ部位への治療に使用される．

CLASSYS 社により名付けられた HIFU ブースターという名称であるが，同社は HIFU 円形照射の開発と同時に，HIFU により深達されるブースター液を開発したことによる．あらかじめブースター液を塗布しながら 1.5 mm の浅い層への HIFU 照射することで，皮膚へのブースター液の深達を狙った治療を HIFU ブースターと呼ぶ．

ブースター溶液の成分はヒアルロン酸，17 種類のアミノ酸による保湿と，ナイアシンアミドによるバリア機能改善，グルタチオン配合による美白作用など多数の効果を期待したもので，HIFU を用い保湿と美白を狙ったスキンケア治療という新しい試みである．

ブースター溶液の今後新たな配合成分の開発により，HUFU ブースターの治療汎用性は高まるものと期待される．

当院での HIFU ブースターによる治療ではドライスキンの改善，毛穴の改善，くすみや赤みの改善に伴う肌の明るさ改善が見られた．いずれも VISIA® による評価で数値の改善が見られた．当院では HIFU ブースターを一般的な HIFU とは対象を違えた，スキンケア治療として取り扱っている．

30 代以降の皮膚表面の塑造感，張りの低下，くすみ，毛穴など，加齢による表面的な症状の訴えがある患者に適応があり，IPL やレーザーなどの治療とは異なる効果を示すスキンケア治療として患者に新しく受け入れられている．

まとめ

CLASSYS 社の HIFU 治療器であるウルトラフォーマー® の多様な治療についてご説明した．ウルトラフォーマー® は種類が豊富なカートリッジや複数の照射方式を用いることができるため，症状や部位に合わせて多種の治療設計が可能であり，様々なアプローチを組み合わせることでどのような症状の患者にも治療対応できる．

※本文で用いられる医療機器は日本国内において承認を受けておりません．日本国内で同一の成分や性能を有する他の国内承認医薬品などはありません．

参考文献

1) White, W. M., et al.：Selective creation of thermal injury zones in the superficial musculoaponeurotic system using intense ultrasound therapy：a new target for noninvasive facial rejuvenation. Arch Facial Plast Surg. **9**(1)：22-29, 2007.
Summary　超音波による SMAS への熱影響を確認した初めての論文．SMAS 層への HIFU 照射による thermal injury zone の組織学的評価を行ったもの．SMAS 層における集中的な熱コラーゲン変性を確認した．

2) Fabi, S. G., et al.：Noninvasive skin tightening：focus on new ultra sound techniques. Clin Cosmet Investig Diermatol. **8**：47-52, 2015.
Summary　表皮を傷つけず，真皮深層と皮下への熱凝固作用により，SMAS や広範性筋膜層でのコラーゲン変性が起こるという HIFU の作用を著した論文．

3) Aşiran Serdar, Z., et al.：Efficacy of high-intensity focused ultrasound in facial and neck rejuvenation. J Cosmet Dermatol. **19**(2)：353-358, 2020.
Summary　HIFU による顔および首の治療効果の報告．HIFU は侵襲が少ない治療であるため，手術を望まない患者の顔面から首の治療として有効であることを示した論文．

4) Friedman, O., et al.：Intense focused ultrasound for neck and lower face skin tightening：a prospective study. J Cosmet Dermatol. **19**(4)：850-854, 2020.

5) Ha, R. Y., et al.：Analysis of facial skin thickness：defining the relative thickness index. Plast Reconstr Surg. **115**(6)：1769-1773, 2005.
Summary　皮膚の深さを INDEX で表した論文．カートリッジ選択の参考になる

6) Vachiramon, V., et al.：A study of efficacy and safety of high-intensity focused ultrasound for the treatment of melasma in Asians：A single-blinded, randomized, split-face, pilot study. J Cosmet Dermatol. **19**(2)：375-381, 2020.
Summary　アジア人の肝斑に対する HIFU による効果を示した論文．

7) Vachiramon, V., et al.：Non-invasive high-intensity focused ultrasound for UV-induced hyperpigmentation in Fitzpatrick skin types Ⅲ and Ⅳ：a prospective, randomized, controlled, evaluator-blinded trial. Lasers Med Sci. **33**：361-367, 2018.
Summary　スキンタイプⅣにおける HIFU の色素改善効果について．

8) Hwang, Y., Yi, K. H.：The efficacy of high-intensity focused ultrasound treatment for sagging upper and lower eyelids. Aesthet. **3**(1)：1-5, 2022.
Summary　ウルトラフォーマー® Ⅲの２mm のカートリッジでの照射による上下眼瞼タルミの改善．

9) Oh, W. J., et al.：Effect of high-intensity focused ultrasound on eyebrow lifting in Asians. Ann Dermatol. **31**(2)：223-225, 2019.
Summary　HIFU によるアジア人のアイブローリフティング効果の報告．額への HIFU 照射により眉毛挙上が起こったことを数値化して評価した論文．

10) Okuda, I., et al.：Using multidetector row computed tomography to evaluate baggy eyelid. Aesthetic Plast Surg. **36**(2)：290-294, 2012.
Summary　下眼瞼脂肪の CT による評価．下眼瞼の眼窩下脂肪突出に加え，眼輪筋など周囲の組織萎縮も見られることが画像評価により確認された．

11) Kwon, H. H., et al.：Tightening and reduction of unwanted submental fat using triple-layer high-intensity focused ultrasound：Clinical and 3-dimensional imaging analysis. Dermatol Surg. **47**(12)：1595-1600, 2021.
Summary　３mm，4.5mm，6mm のトリプルレイヤー治療でおとがい下の脂肪改善したことを報告した論文．

12) Gadsden, E., et al.：Evaluation of a novel high-intensity focused ultrasound device for ablating subcutaneous adipose tissue for noninvasive body contouring：safety studies in human volunteers. Aesthet Surg J. **31**：401-410, 2011.
Summary　HIFU による脂肪溶解を記した論文．

13) Hatef, D. A., et al.：The submental fat compartment of the neck. Semin Plast Surg. **23**(4)：288-291, 2009.
Summary　頚部における脂肪コンパートメントの解剖を理解できる．コンパートメントの境界を確認することでおとがい周辺にある深いシワの原因が理解できる．

実践アトラス

美容外科 注入治療 改訂第2版

手技が見える! Web動画付

征矢野進一（神田美容外科形成外科医院 院長）　著

動画付きで手技がさらにわかりやすくなった改訂第2版！

　コラーゲン、ヒアルロン酸等の各種製剤を用いた美容注入治療の施術方法について、実際の症例を詳述しているのはもちろん、日々の診療で使用する備品や薬剤についても解説！

　さらに実際の手技動画でより理解を深めることができます。皮膚科、美容外科、形成外科をはじめ、これから美容注入治療を始めたい医師の方々にぜひ手に取っていただきたい一書です。

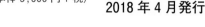

Ａ４変形判　オールカラー　182頁　定価9,900円（本体9,000円＋税）

2018年4月発行

◀更に詳しい内容は弊社 HP を check!

全日本病院出版会　〒113-0033 東京都文京区本郷 3-16-4　Tel:03-5689-5989
www.zenniti.com　Fax:03-5689-8030

PEPARS No.199：27-33, 2023

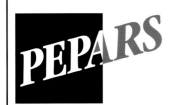

◆特集／HIFU と超音波治療マニュアル

機能 HIFU
―線状照射と多層照射―

荒尾　直樹*

Key Words：高密度焦点式超音波(HIFU；High Intensity Focused Ultrasound)，タルミ(sagging)，皮下脂肪(subcutaneous fat)，タイトニング(tightening)，膠原線維(collagen)

Abstract　　美容治療における HIFU(高密度焦点式超音波)は，現代のリフトアップ治療において主要な位置を占めるようになっている．治療の広がりとともに，未熟な手技によるトラブルや違法なエステティックサロンでの施術による合併症が散見されるため正しい知識と技術の習得および無資格者排除の法制化が必要と考えられる．

　　ここ数年で，HIFU ハンドピース内での照射深度の切り替えおよびドット照射/リニア照射の切り替え，施術の高速化などの技術の進化がなされた．その結果，施術において患者の皮下脂肪の厚みに対応した細やかな照射深度調整やドット照射/リニア照射の複合治療などが煩雑な手続きなく可能となり，施術の幅が広がり治療精度が向上した．

　　また，研究段階ではあるが，HIFU の照射強度の調節により皮下脂肪量を増大または減少させることが可能である点が示唆されている．

はじめに

　高密度焦点式超音波(High Intensity Focused Ultrasound；HIFU)は美容医療におけるタルミ治療のスタンダードの 1 つとして定着しつつある．

　HIFU は，凹曲面状の振動子で発振する超音波ビームを特定の距離の 1 点に集中させ，高い振動エネルギーで熱を発生させる．元来結石破砕などに利用されていた技術であるが，小型化がなされ美容目的に用いられるようになった．

　従来 HIFU の照射方式は，皮下の一定の深度に超音波を集束させ焦点に熱凝固を生じさせることを振動子を移動させながら繰り返し，断続する点線のように熱凝固層を形成するドット方式が主流であったが，近年になり熱凝固層を連続する線状に形成できるリニア方式が開発された．

　リニア方式は，ドット方式に比べ熱凝固層中心

＊　Naoki ARAO，〒227-0062　横浜市青葉区青葉台 2 丁目 9-1 ケンプラザビル 5 階　あらおクリニック 青葉台皮膚科・形成外科，院長

部の温度はやや低い(58℃)反面，周囲に広範囲の熱だまりを形成する特徴を持っており，脂肪の減少効果や痛みの少ないリフトアップ，皮膚表面の改善など治療の幅が広がりつつある．

　本稿では，当院で使用している HIFU について，その特色と臨床的効果，実際の使用方法について述べる．

HIFU の特徴

　HIFU は，主に顔面のリフトアップ治療を目的として導入されており，皮膚表面に影響を与えず無侵襲で深層に照射が可能でありダウンタイムを生じないことから人気が出た．直後からメイク可能であり，即時的効果も得られることから使い勝手のよい治療である．直後の効果は軽度の腫脹と組織の一時収縮によるものであり，本来の効果は熱ダメージを受けたコラーゲンのリモデリングが生じる 1〜3 か月後に出現する．

　効果は，HIFU の照射によって生じる熱の作用の結果生じるものであるという前提に立って考え

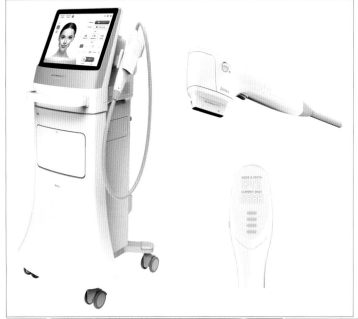

図 1.
ULTRAcel[Zí:]（Jeisys Medical 社）
　a：ULTRAcel[Zí:]本機
　b：ULTRAcel[Zí:]本機の画面
　c：カートリッジは照射深度別に 4 種類と整理された.
　d：自動給水装置は本体に内蔵されている.
　e，f：モニターで，照射深度を 0.5 mm 刻みで切り替えることができる.

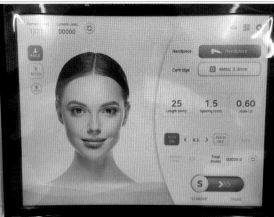
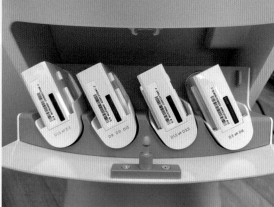
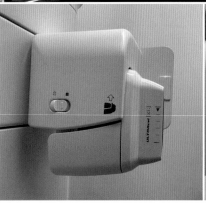
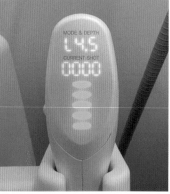
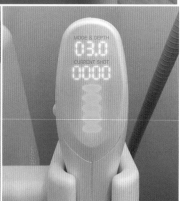

a	
b	c
d	e	f

れば，痛みの少ない＝熱の発生が少ない施術では効果が得られにくい．HIFU の原理上，効果はジュール数(J)と照射数に比例すると考えられるため，鎮痛剤の内服や注射，振動や冷却による鎮痛を併用しつつ，患者の耐え得る強めの出力で照射することが望ましい.

　実際，他院で HIFU 施術を受けたが効果を感じられなかったという患者にヒアリングを行うと，施術時に痛みをあまり感じなかったとの回答が得られた.

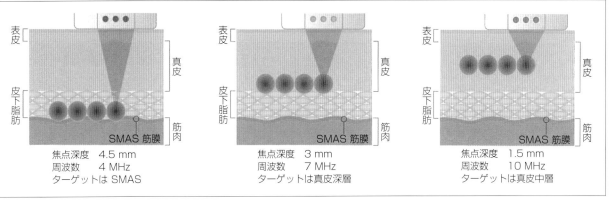

表皮
真皮
皮下脂肪
筋肉

焦点深度　4.5 mm
周波数　　4 MHz
ターゲットは SMAS

SMAS 筋膜

焦点深度　3 mm
周波数　　7 MHz
ターゲットは真皮深層

SMAS 筋膜

焦点深度　1.5 mm
周波数　　10 MHz
ターゲットは真皮中層

SMAS 筋膜

図 2. 従来型の HIFU で一般的な 3 つの深さのトランスデューサー

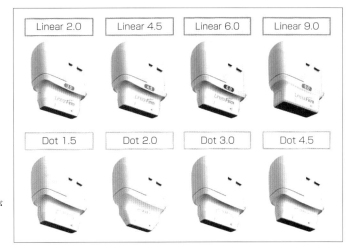

Linear 2.0　Linear 4.5　Linear 6.0　Linear 9.0

Dot 1.5　Dot 2.0　Dot 3.0　Dot 4.5

図 3.
ドット，リニア，深度ごとに固有のカートリッジが
必要であった.

　HIFU 機器は，エステティックサロン向けの機器が美容機器として輸入販売されていた時期があり，顔面の解剖に精通していない無資格者の施術により熱傷や神経障害などの事故が急増した結果，消費者庁から意見書が出された. その内容は施術者を医師などの有資格者に限定し，HIFU 機器を医療機器と位置付け輸入の規制を求めるというもので，エステティックサロンや無資格者による HIFU 施術は実質禁止される見込みである.

使用している HIFU とその特色

　筆者が使用している HIFU 機器である ULTRAcel は Jeisys Medical 社（韓国）が製造する HIFU であり，2012 年に初代の ULTRAcel が発売された. 当初は HIFU，ニードル RF，BipolarRF などが搭載可能な複合機として登場した.

　2 代目の ULTRAcelQ＋は 2018 年に HIFU 専用機として登場し，進化した点は照射速度の大幅な短縮である. その後，リニアカートリッジがラインナップに追加された. リニアカートリッジは，従来の HIFU がドット（点）の連続で皮下に熱を与えるのに対し，リニア（線状）での加熱が可能であることが特徴である（後述）.

　3 代目となる ULTRAcel[Zí:]は，ULTRAcel シリーズの最新機種（2023 年発売）である（図 1）. ULTRAcel[Zí:]には以下のような特徴がある.

1. ULTRAcel[Zí:]の新機能

A. カートリッジ内での複数照射深度選択機能およびドット/リニアモード切り替え機能

　一般的に，HIFU の照射深度はカートリッジごとに 1.5 mm・3 mm・4.5 mm などに固定されており照射深度を変えたい時にはカートリッジを交換する手間があった（図 2, 3）. また，設定されていない深度には照射が不可能であった. 例えば，HIFU 治療の主な標的である SMAS 層は皮下 4.5 mm に存在するとされているが，もちろん個人差

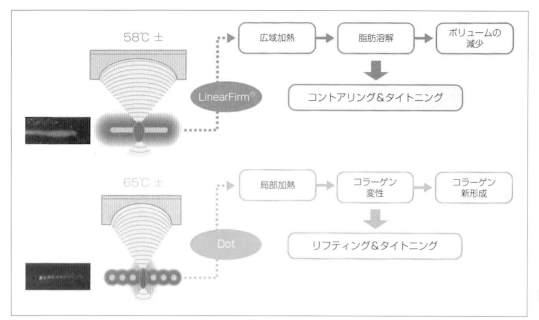

図 4.

はありその深度は 3〜5 mm とされている．
ULTRAcel[Zi:]では 0.5 mm 刻みで照射深度を画
面上で切り替えられるようになったため，交換の
手間が軽減されるとともに治療の幅が広がった．
Ulthera®のように照射部位をモニターできる検査
用超音波が搭載されると，より一層効果的で安全
な治療が可能になると思われる．

また，ドット照射とリニア照射も同一カート
リッジ内で切り替え可能となったため，別個に購
入する必要がなくなりカートリッジの使用頻度が
偏在するといった無駄がなくなった．

B．自動水補充システム

HIFU カートリッジは，使用や時間経過に伴い
内部の水が減少し，照射が不可能となる（超音波
は空気中では減衰が大きく，水分を介しての使用
が原則であるため）．従来，手作業で水を追加して
いた（水が補充できない機種も存在する）が，
ULTRAcel[Zi:]本体に内蔵されている水補充シ
ステムにカートリッジをセットすると，自動で水
が補充される機構が内蔵された．

その他の世代間の差異は照射スピードとセン
サー数（センサー数が多いほどエラー検知が的確
で，照射ミスを生じにくいとされ，初代では 2 つ
であったセンサーが[Zi:]では 12 個に増加されて
いる）などである．

ドット照射とリニア照射（図 4）

ドット照射は HIFU による顔面のタイトニング
における標準的な照射方式である．ULTRAcel は
2018 年にリニア照射方式のカートリッジを発売
し，HIFU 治療の可能性を広げた．リニア照射と
は，照射ドット間を極端に狭め，線状に加熱する
ことを可能とした照射方式のことを指す．ドット
照射における照射時の焦点の中心温度が摂氏約
63℃に達するのに対し，リニア照射におけるそれ
は摂氏 58℃とやや低い．そのため，リニア照射は
ドット照射と比較して痛みは軽度である．

リニア方式で HIFU が組織内に線状に照射され
ると，焦点深度に形成された線分の周囲に帯状に
熱だまりが生じる（bulk heating）．この熱が広範
囲に広がるという特徴から，リニア照射は脂肪の
多い部位の減量目的で用いられることが多い．

効果的な照射方法

HIFU は，超音波の焦点が連続して線状に照射
され，線の方向の収縮が強くなるという特性を考
慮しつつ，引き上げたい方向を想定し照射を行
う．Zygomatic ligament 部位は疼痛が強いが，照射
により効果的な引き上げ効果が得られるエリアな
ので集中的な照射を行う．頬の陥凹エリアは，HIFU
照射により陥凹が強調されてしまう場合があるた

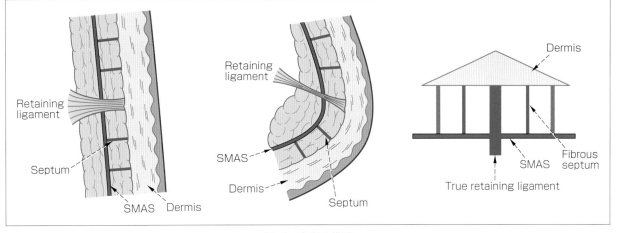

図 5. 皮膚の構造

皮膚を建造物に例えると，True retaining ligament が大黒柱，SMAS が床面，真皮が
屋根となる．それぞれの構造を強化することが効果的なタルミの改善につながる．

（石川浩一：HIFU．MB Derma．321：34-43，2021．より引用）

図 6.
注意すべき顔面の神経
（宮田成章：第 16 回　HIFU 治療機によるトラ
ブルとその予防 Bella Pelle．6(2)：116-117，
2021．より改変引用）

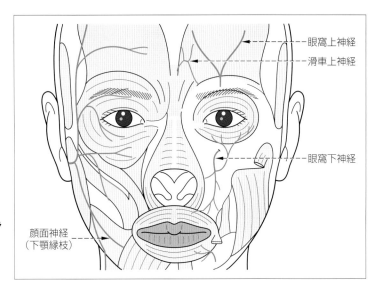

め過剰に照射しないよう留意して施術を行う．

　また，顔面の皮膚および皮下組織の構造は true retaining ligament を柱，SMAS を床，真皮を屋根と例えられるような構造であり（図 5），各構造物を適切に治療することが効果的なタルミの改善につながる．すなわち，SMAS は従来型の照射で引き締めを行い，真皮は後述する 1.5～2 mm のリニア照射で膠原線維および弾性線維のリモデリングを起こし，true retaining ligament は数段階の深さ（カートリッジで深度の調節，もしくは押し付け圧の強弱で深度を調節）で HIFU を照射し垂直的に引き締めを行うとよい．

合併症

　最も気を付けるべき合併症は知覚神経損傷である（図 6）．知覚神経は神経鞘が薄いため障害を受け易く，知覚鈍麻や違和感を生じる．顔面においては三叉神経（眼窩上神経，滑車神経，眼窩下神経，オトガイ神経）の損傷に注意を払いつつ施術する．注意点は，神経走行エリアと顔面の中央寄りの部位では深達性のトランスデューサーで施術を行わないことである．

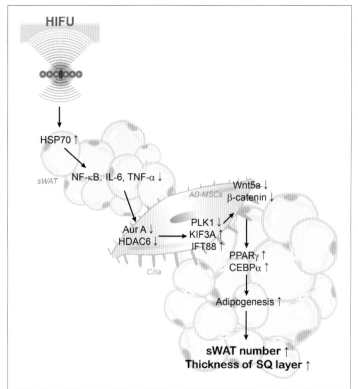

図 7.
HIFU は熱ショックタンパク質(HSP70)の上方制御を誘導し，これにより皮下脂肪組織(sWAT)における NF-κB, IL-6, および TNF-α の発現が減少する．炎症性サイトカインのレベルの低下には，繊毛分解タンパク質の発現の減少，およびアセンブリタンパク質および Wnt5a/β-カテニンの発現の増加が伴った．脂肪生成シグナル(PPARγ および CEBPα)の発現，脂肪細胞の数，および sWAT の厚さは，動物の皮膚においてHIFU によって増加した．
（文献 3 より引用）

リニア照射の適応

1．脂肪の増減

脂肪層内に一定温度および範囲の熱だまりが生じることにより，脂肪細胞はアポトーシスを生じるとされる[6]．一般的に脂肪細胞がアポトーシスを起こす温度は摂氏 58℃ とされており，リニア照射により得られる温度上昇はその要件を満たしている．

最適部位は顎下の脂肪沈着およびタルミ(二重あご)であり，その他好適部位は頬下部，二の腕，二の腕後部〜背部の移行部(いわゆるブラファット)，膝上，下腹部などである．これらはいずれも手のひら 2 枚分程度の面積であり，400 ショット程度の照射を 3 回で 1 クールとしている．

また，HIFU 照射による皮下脂肪の増加についての研究も存在する[3](図7)．特定の条件下で皮下脂肪に HIFU を照射すると，皮下脂肪層の厚みが増加するというものである．その機序は，皮下脂肪に HIFU を照射すると炎症誘発性サイトカインのレベルを低下させる熱ショックタンパク質(HSP)を上方制御し，その結果脂肪由来幹細胞(ASC)の一次繊毛が調節され脂肪生成能が増加するというものである(一次繊毛(primary cilia)は細胞の成長と増殖に関与し，シグナル伝達経路を媒介する細胞表面のアンテナ状構造である)．

現時点で判明していることは，0.6 J での照射で脂肪は最も減少し，0.2 J での照射で脂肪が最も増加するということで，照射強度により脂肪の増減が決まるというのは興味深い．

2．タイトニング

リニア照射における温度上昇はドット照射ほど高くないものの，照射により組織に熱影響を与えるであろうことは疑いない．筆者は与えられる熱の範囲に比して痛みが少ないというリニア照射の特性を活かし，痛みに弱い患者に対するリフトアップ治療に応用している．照射方法は基本的にはドット照射と同様に行っている．

3．肌質改善

HIFU を皮膚浅層へ照射することにより，肌質改善の可能性もある．ここでいう肌質改善とは，肌理(テクスチャー)の改善・毛穴の縮小化などで

ある.

2 mm 以下の照射深度では，真皮をターゲットとして照射できる．真皮層へ熱影響を与えることで，老化して変性したエラスチン線維の再構築が行われ[7]，また上層の表皮基底層においても細胞分裂の活性化が起きるものと推察される．その結果，皮膚にハリが出て毛穴が改善し，若々しい肌質へ蘇らせることが可能となる．

HIFU 照射の未来

前述した脂肪の増減に対する効果の他にも，膠原線維（コラーゲン）と弾性線維（エラスチン）に対する効果の研究も行われている．

真皮層において，0.4 J でリニア照射を行った際に膠原線維と弾性線維の増加が最大になるとの結果が得られている．

将来的には，HIFU はリフティング目的のみならず脂肪の増減のコントロールによる輪郭形成やコントアリング，真皮の若返りに多く用いられる可能性があると考える．

おわりに

1 つのカートリッジでリニア／ドット照射および照射深度を変更できるカートリッジが登場した．照射強度で脂肪の増減をコントロールできる可能性が示唆されている．リニア照射での真皮層の改善と併せ，老化対策への応用が期待できる．

参考文献

1) Sasaki, G. H., Tevez, A.：Clinical efficacy and safety of focused-image ultrasonography：a 2-year experience. Aesthet Surg J. **32**(5)：601-612, 2012.
   Summary　ベクトルを考慮した照射はリフトアップ効果を向上させる

2) 石川浩一：真皮から SMAS までの総合的機器治療．BEAUTY. **46**：83-89, 2023.
   Summary　SMAS の深さは個体差があり，症例ごとに照射深度を選択する必要がある．

3) Oh, S., et al.：High-intensity focused ultrasound induces adipogenesis via control of cilia in adipose-derived stem cells in subcutaneous adipose tissue. Int J Mol Sci. **23**(16)：8866, 2022.
   Summary　HIFU は脂肪由来幹細胞の繊毛の制御を介して脂肪生成を誘導する．

4) 宮田成章：イチから始める美容医療機器の理論と実践 改訂第 2 版．88-89, 154-156, 全日本病院出版会，2021.

5) Park, H., et al.：High-intensity focused ultrasound for the treatment of wrinkles and skin laxity in seven different facial areas. Ann Dermatol. **27**(6)：688-693, 2015.
   Summary　HIFU は，アジア人の肌の顔のシワや皮膚のタルミを改善するために使用できる，安全で効果的な非侵襲的処置である．特に顎のライン，頬，口腔周囲領域の臨床的改善に効果的である．

6) Franco, W., et al.：Hyperthermic injury to adipocyte cells by selective heating of subcutaneous fat with a novel radiofrequency device：feasibility studies. Lasers Surg Med. **42**(5)：361-370, 2010.
   Summary　脂肪細胞の熱曝露中に温度が 45℃ から 50℃ に上昇すると，細胞生存率は 89% から 20% に低下する．

7) Suh, D. H., et al.：Intense Focused Ultrasound Tightening in Asian Skin：Clinical and Pathologic Results. Dermatol Surg. **37**：1-8, 2011.

PEPARS　No.199：34-40, 2023

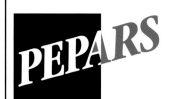

単焦点HIFU（ムービング式HIFU）

田中亜希子*

Key Words：タルミ(sagging)，高密度焦点式超音波(HIFU；High Intensity Focused Ultrasound)，超音波(ultrasound)，組み合わせ治療(combination treatment)，表在性筋膜(SMAS)

Abstract　当院ではタルミ治療は，機器によるものとヒアルロン酸・ボツリヌストキシンなどの注入治療，スレッドリフト，手術を組み合わせて行っている．機器によるタルミ治療は，RFやマイクロニードルRFと，ムービング式のHIFUを使用している．HIFU(高密度焦点式超音波)治療は，虫眼鏡で太陽光を集めるように超音波を集束させて，皮下の一定の深さに熱を加える治療である．HIFUの多くはライン式HIFUで，超音波を集束させる深さは4.5mm(主なターゲットはSMAS)，3mm(主なターゲットは皮下組織)，1.5mm(主なターゲットは真皮)である．当院で使用しているムービング式のHIFUは，これに加えて顎下用の7mm(主なターゲットは皮下脂肪)があり，二重顎の治療に効果がある．また，ムービング式はライン式と比べて施術の痛みが少なく，ペンタイプのアプリケーターで細かい部位の施術に適している．ムービング式HIFUの特徴について述べていく．

はじめに

　加齢現象は同時に様々なことが生じてくる．簡単にまとめると，萎縮・拘縮・下垂の3つの言葉に集約される．具体的には，土台となる骨の萎縮・脂肪の萎縮・筋肉の萎縮と，脂肪の下垂・筋肉の下垂・皮膚の下垂，筋肉の拘縮である．それぞれの加齢変化に対しては，それぞれに適した治療があるので，何か1つの治療ですべてを解決することは難しい．外科医としては，ついつい外科手術を行いたくなるものであるが，近年は低侵襲治療を望む患者が多く，タルミ治療についてはHIFU(高密度焦点式超音波)を希望する患者が多い．HIFUはウルセラ®の登場から始まり，現在ではウルトラセルZi®，ウルトラフォーマー®Ⅲなどの多数の機種が発売されているが，これらの機種はすべてライン式HIFUである．当院ではムービング式HIFUを用いている．ムービング式HIFUはライン式HIFUに比べて施術の痛みが少なく，ペンタイプのアプリケーターなので細かい部位の施術に適している．ムービング式HIFUの特徴と，その効果について症例を提示して詳しく述べていく．

HIFU治療とは

　HIFUは，虫眼鏡で太陽光を集めるように超音波を集束させて，熱凝固や熱変性により組織の破壊や再構築を起こす治療である．焦点深度を変えて，いろいろな層にアプローチすることが可能である．

　HIFUの効果は，治療直後に実感する一時的な効果と，組織反応が生じることによる遅発性に生

＊　Akiko TANAKA，〒158-0094　東京都世田谷区玉川3-6-1　第6明友ビル5階　あきこクリニック，院長

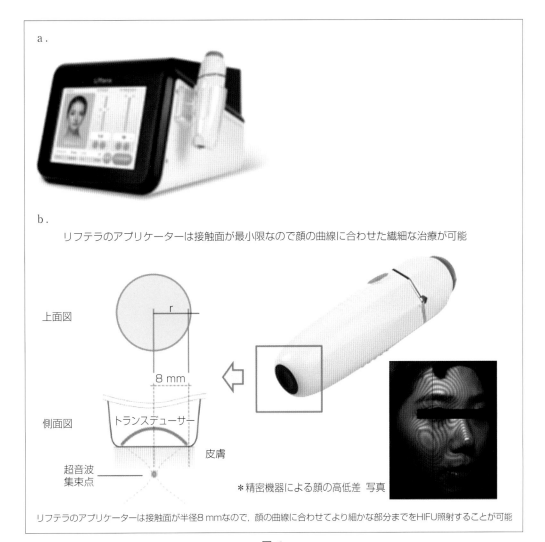

図 1.
a：ムービング式 HIFU 機器　Liftera V
b：Liftera ペンタイプアプリケーター

じる効果の2つがある．直後の効果をしっかりと
自覚してもらうためには，半顔の照射が終わった
時点で座位にして鏡を見てもらうことが大切であ
る．遅発性に生じる効果は2〜4週間後に実感でき
るため，照射の1か月後に再診してもらい，照射
前の写真と見比べてもらうと実感しやすい．1度
の照射で効果を実感できることもあるが，当院で
は1か月ごとに3回照射することをお勧めしてい
る．

ムービング式 HIFU の特徴

　ムービング式 HIFU の特徴は，他の機器と違い
アプリケーターの形がペンタイプで，アプリケー
ターを動かしながら照射を行っていくことであ
る．当院で使用している機器を図1に示す．
　当院で使用しているアプリケーターの焦点の深
さは，7 mm（主に顎下の皮下脂肪層がターゲット
で周波数4 MHz），4.5 mm（主に SMAS 層がター
ゲットで周波数4 MHz），3 mm（主に皮下組織が
ターゲットで周波数7 MHz），1.5 mm（主に真皮

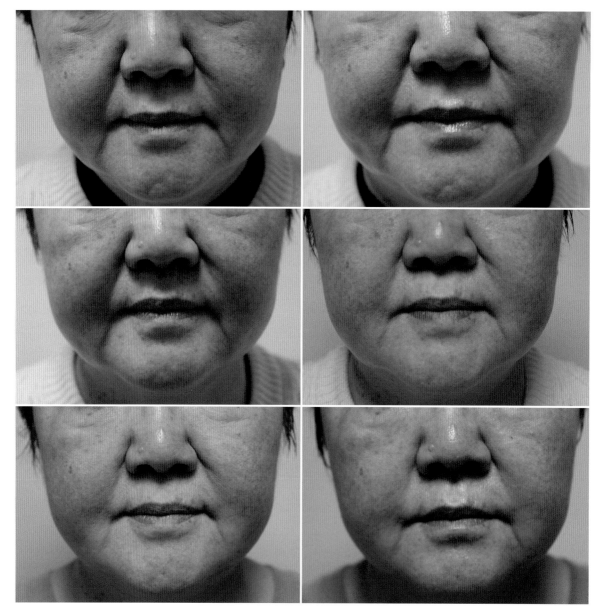

図 2a〜f. 症例 1：67 歳, 女性

a：1回目照射前, 正面 b：1回目照射直後, 正面
c：2回目照射前, 正面 d：2回目照射直後, 正面
e：3回目照射前, 正面 f：3回目照射直後, 正面

a	b
c	d
e	f

がターゲットで周波数 7 MHz）である.

7 mm のアプリケーターを使用することで二重顎を改善することが可能である. 2.0 J で 1,500〜2,000 ショット照射する. 顔のリフトアップのためには, 最初に 4.5 mm のアプリケーターを用いてオトガイ神経を避けつつ, 頬からフェイスラインにかけて 2.0 J で 1,500 ショット照射する. 次に 3.0 mm のアプリケーターを用いて目回りから

額に 1.5 J で 1,000 ショット照射する. その後に, 3.0 mm のアプリケーターを用いてオトガイ神経を避けつつ頬からフェイスラインに 2.0 J で 3,500 ショット照射する. 最後に 1.5 mm のアプリケーターを用いて 1.0 J で 1,000 ショット照射する. きちんと引き上げながら照射することと, 常にアプリケーターを動かし続けることがポイントである.

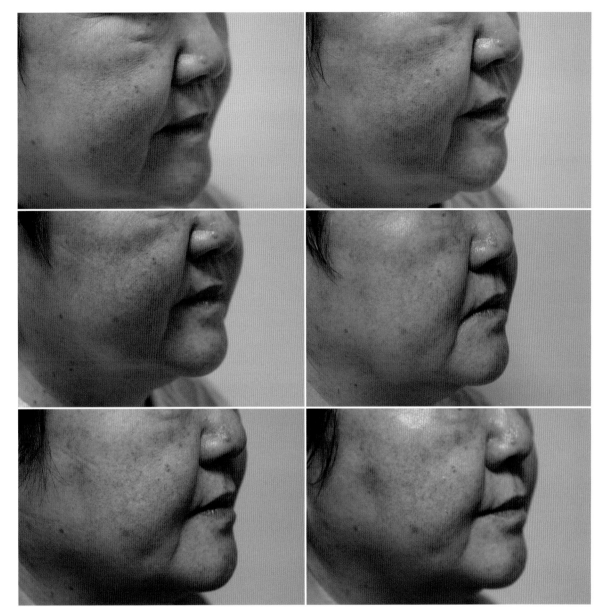

図 2g~*l*. 症例 1：67 歳，女性

g：1 回目照射前，右斜め　　h：1 回目照射直後，右斜め
i：2 回目照射前，右斜め　　j：2 回目照射直後，右斜め
k：3 回目照射前，右斜め　　*l*：3 回目照射直後，右斜め

アプリケーターの接触面が最小限なので，顔の曲線に合わせた繊細な治療が可能で，なおかつ動かし続けることで痛みを最小限にできることがムービング式 HIFU のメリットである．

ムービング式 HIFU で得られる効果

症例 1：67 歳，女性（図 2）

ムービング式 HIFU を 1 か月ごとに 3 回照射．

脂肪が多くタルミも目立つが，法令線が浅くなり，ミッドチークの位置も高くなり，フェイスラインもシャープになっている．目の下のタルミも改善している．二重顎の改善も見られる．

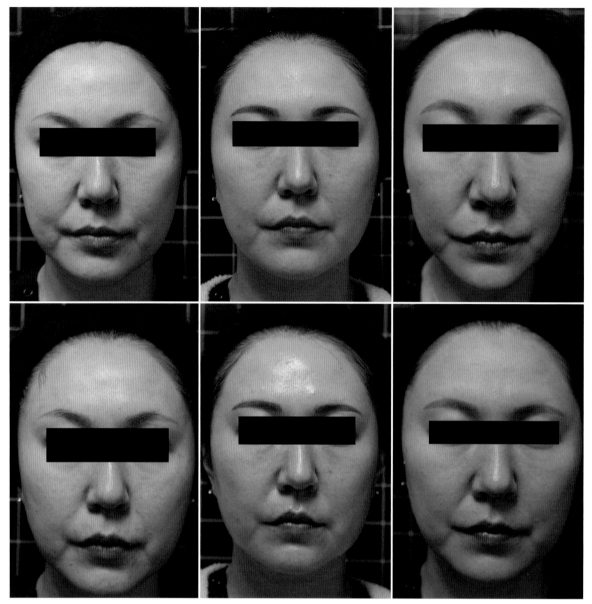

図 3a〜f. 症例 2：45 歳, 女性

a	c	e
b	d	f

a：1回目照射前, 正面　　　　b：1回目照射直後, 正面
c：2回目照射前, 正面　　　　d：2回目照射直後, 正面
e：3回目照射前, 正面　　　　f：3回目照射直後, 正面

症例 2：45 歳, 女性(図 3)

　ムービング式 HIFU を 1 か月ごとに 3 回照射.

　フェイスラインはシャープになっているが, マリオネットラインはあまり改善が見られない. 目の下のタルミは改善している. 二重顎の改善も見られる.

　症例写真からわかるように, ムービング式

HIFU で得られる効果は限定的であり, ぽっちゃりとした輪郭をシャープにすることと, 二重顎の改善と目の下のタルミを改善することである. また, 効果の出方には個人差も大きい. 最初のカウンセリングで, 効果には個人差があることと, 得られる効果は限定的であることをきちんと説明しておく必要がある.

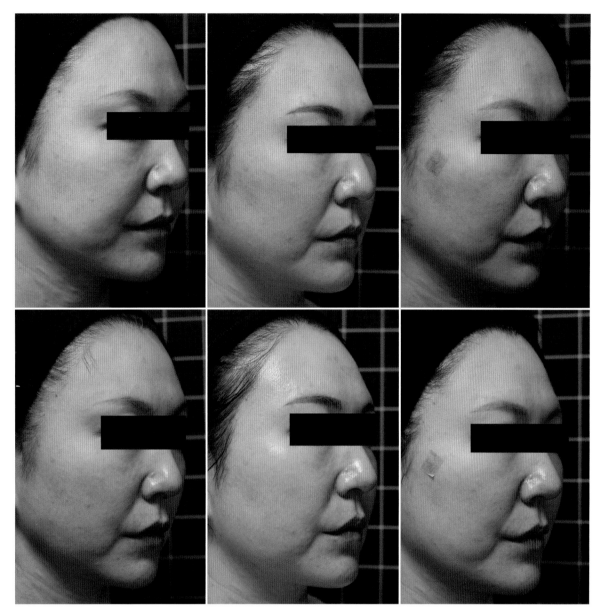

```
g │ i │ k
h │ j │ l
```

図 3g～*l*. 症例 2：45 歳，女性
g：1 回目照射前，右斜め　　h：1 回目照射直後，右斜め
i：2 回目照射前，右斜め　　j：2 回目照射直後，右斜め
k：3 回目照射前，右斜め　　*l*：3 回目照射直後，右斜め

当院におけるタルミ治療

　加齢変化で起こることは多岐にわたるので，それぞれの変化に対してそれぞれの治療法が必要である.

　骨や脂肪の萎縮に対してはヒアルロン酸注入を行い，タルミに対してはスレッドリフトをファーストチョイスとしている. 当院で使用しているス

レッドリフトは数種類あるが，皮膚を引っ張り上げるという概念ではなく，下垂した脂肪を移動して有効活用し，コラーゲン産生を促し，皮膚の引き締めを行うという概念で使用している.

　近年ではヒアルロン酸を用いて緩んだリガメントを補強するように注入して，タルミを改善する方法も多数行っている.

　また，筋肉の拘縮に対してはボツリヌストキシ

ンを用いて，拘縮した筋肉を弛緩させている．皮膚の下垂・萎縮に対してはニードル RF や HIFU の照射を行っている．

おわりに

ムービング式 HIFU の特徴と当院での治療の工夫について述べてきた．ムービング式 HIFU はライン式 HIFU と比べて痛みが少なく，目回りなどの細かい施術にも適しているが，単独で得られる効果は限定的である．1 人 1 人の患者の状態に合わせて，適した治療を組み合わせて行うことで患者満足度を高めることができる．

参考文献

1) 田中亜希子編：【特集：機器によるたるみ治療】．BEAUTY．**31**：2021．

PEPARS No.199：41-47, 2023

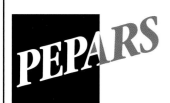

◆特集／HIFU と超音波治療マニュアル

顔の萎縮をきたさない強超音波 SUPERB™ によるタルミ治療

土屋 沙緒*

Key Words：同期平行型超音波ビーム(Synchronous Ultrasound Parallel Beam；SUPERB™)，タルミ(sagging)，フェイスライン(facial contour)，顔の萎縮(facial atrophy)，肌質の改善(skin rejuvenation)

Abstract ソフウェーブ®とは同期平行型超音波ビーム(Synchronous Ultrasound Parallel Beam；SUPERB™)を放出し，深さ 1.5 mm の真皮層に並列した円柱型の加熱領域を作り出す機器である．HIFU (High Intensity Focused Ultrasound)や RF(radio frequency)と異なり皮下組織の萎縮をきたすことなくタルミを改善し，肌を引き締め質感を変化させる特徴がある．ソフウェーブ®(SUPERB™)の照射においては真皮が強く加熱されるため，無麻酔では強い疼痛を生じる．当院では施術 30 分前に 10.56%リドカインクリームを照射範囲に塗布し，ペンタジン 5 mg の筋肉注射を併せて行い良好な疼痛コントロールが得られている．ソフウェーブ®が治療の選択肢に加わったことで，タルミ治療の自由度が大きく広がり，より自然で健康的な仕上がりの提供が可能となった．

ソフウェーブ®(SUPERB™)とは

ソフウェーブ®とは同期平行型超音波ビーム(Synchronous Ultrasound Parallel Beam：SUPERB™)により深さ 1.5 mm の真皮層に並列した円柱型の加熱領域を作り出す機器である(図 1)．表皮から真皮上層はコンタクトクーリング機能で保護され，加熱領域の温度は 60〜70℃に達し，真皮のリモデリングを促す．独自のトランスデューサー構造により散乱が少ない高強度の超音波を照射するため，真皮 2 mm を超えたあたりで超音波が減衰し，神経・皮下に熱影響を及ぼさずに真皮内の大きな容積に熱を加えることができる．従来，機器によるタルミ治療といえば HIFU (High Intensity Focused Ultrasound)や RF (radio frequency)が中心であったが，皮下組織の

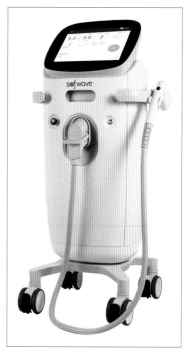

図 1. ソフウェーブ®

* Sunao TSUCHIYA，〒600-8004 京都市下京区奈良物町 375 メルローズ京都四条ビル 3F・5F すなおクリニック，院長

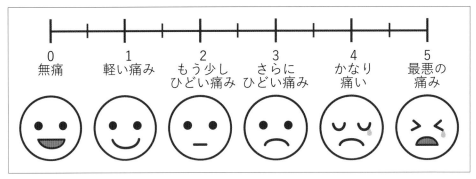

図 2. ペインスケール

過度の萎縮をきたすことがあり症例選択に制約が存在した．ソフウェーブ®(SUPERB™)は皮下組織の萎縮をきたすことなくタルミを改善し，肌を引き締め，質感を変化させる特徴がある．

照射方法と治療効果

1．実際の照射

A．疼痛コントロール

1）疼痛コントロールの方法

ソフウェーブ®(SUPERB™)の照射においては真皮が強く加熱されるため，無麻酔では HIFU や RF 以上に強い疼痛を感じやすい．当院では施術 30 分前に 10.56％リドカインクリームを照射範囲に塗布し，ペンタジン 5 mg の筋肉注射を併せて行っている．さらに照射中は冷風装置を併用している．

2）疼痛コントロールの結果

2022 年 1 月から 12 月までの間に HIFU(ウルセラ®)，RF(サーマクール®)，ソフウェーブ®の施術を受けた 147 名に施術直後にペインスケール(図 2)を用い，痛みについてのアンケートを実施した．ペインスケールは 0＝無痛，1＝軽い痛み，2＝もう少しひどい痛み，3＝さらにひどい痛み，4＝かなり痛い，5＝最悪の痛みと表示されており，0.5 ポイント刻み 11 段階で回答を得た．ウルセラ®の照射エネルギーは最大エネルギーを基本とし，痛みの訴えがあった場合に 1 段階ずつ下げた．

ウルセラ®照射前には麻酔クリームを塗布し 30 分経過してから照射を開始した．また照射と同時に照射野と対側の鎖骨部にバイブレーターを患者自身に当てさせて疼痛緩和を図った．サーマクール®の照射エネルギーは level 3.0 から開始し，痛みの訴えがあった場合に 0.5 ずつ level を下げた．疼痛緩和は本体に搭載されている振動機能と冷却ガス噴霧以外には使用しなかった．ソフウェーブ®の疼痛コントロールについては前述の通りである．結果はウルセラ®を受けた 70 名のペインスケール平均値が 1.54，サーマクール®を受けた 41 名のペインスケールの平均値は 1.41，ソフウェーブ®を受けた 36 名のペインスケールの平均値は 1.64 であった(図 3)．疼痛コントロールの結果は良好であり 3 つの機器において痛みの感じ方の大きな差は発生していないと言える．

B．照射エネルギーとショット数

出力は頬部から顎下に 3.6 J 前後とし，側頭部から前頭部，眉毛上下への照射は疼痛を感じやすいため 3.2 J 前後としている．ショット数は頬部で 200 ショット，前額部から上眼瞼で 30 ショットほどである．

C．当院で行っている照射方法

照射禁忌部位は眼窩内と口唇である．また，ハンドピースの形状と大きさのため鼻部への照射は困難である．照射範囲に縦方向・横方向・斜め 45°・斜め 135°と 3〜4 方向から真皮内に凝固層の

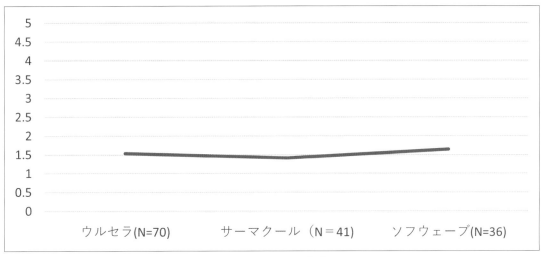

図 3. 疼痛コントロールを行った場合の各種の平均ペインスケール

網目を作成するイメージで照射を行う．円柱状の凝固ラインが形成されることから凝固の方向性を意識してリフトアップ方向に一致させた照射に集中することもできるが，皮膚の面状のタイトニングをイメージして様々な方向にハンドピースを設置して照射することを優先している．

D．照射の注意点と有害事象

当院で 2021 年 1 月から 12 月までにソフウェーブ®による施術を 50 名に実施し，有害事象は 1 例も生じていない．HIFU の 1.5 mm プローベ使用で見られるような直後の膨疹も 1 件も認められていない．ソフウェーブ®にはコンタクトクーリング機能が搭載されているため表皮への熱影響が極めて小さいものと考えられる．

タルミ治療においてどのような症例に
ソフウェーブ®を選択するか

1．治療選択で考えるべきポイント

非手術的なタルミ治療の戦略は多岐にわたる．1 つ 1 つの治療の特徴を熟知し，個々の症例の組織量・タルミの程度・皮膚の厚み・硬さ・許容できるダウンタイムとコストについて考え合わせ治療戦略を練る必要がある．機器によるタルミ治療

では，皮下組織の線維性隔壁が大きく収縮し組織の過度の萎縮を生じることがある．このため症例と機器の特徴をよくすり合わせて選択し，エネルギーや照射頻度・照射部位などについても熟慮することが肝要である．顔の萎縮が非常に目立つ症例においては機器の使用を避け，フィラー注入を選択するべきであろうかというと，緩んだ皮膚のシワを全て伸ばすべく大量のフィラーが注入された顔貌は極めて不自然となることも多い．ソフウェーブ®が治療の選択肢に加わったことで，タルミ治療の自由度が大きく広がり，より自然で健康的な仕上がりの提供が可能となった．

2．実際の治療選択（図 4）

A．高度な萎縮を伴うケースにおける治療選択

骨を含む組織の萎縮が進み皮下脂肪の量も少なく皮膚も薄いというタイプの症例では適度な量のフィラー注入とボツリヌス毒素で下制筋群の緊張を緩めることによりシワ・タルミの治療を行う[1][2]が，フィラーの使用量が過量となってくると本人の組織が薄くて脆弱なため不自然な容貌となりやすい．ソフウェーブ®を使用することによりフィラーの使用量を抑え，自然な肌のハリとツヤ，リフトアップ効果を加えることができる．

非手術的なたるみ治療の戦略

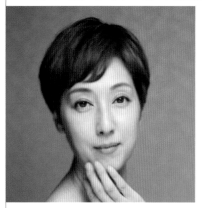
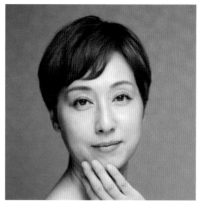
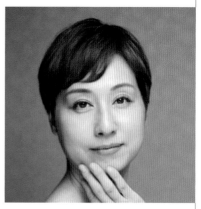

ソフウェーブ®
適度な量のフィラー
ボツリヌス毒素

ソフウェーブ®
HIFU
スレッド
RF
部分的なフィラー注入
部分的な脂肪溶解
ボツリヌス毒素

やや広範囲の脂肪溶解
クールスカルプティング（顎下）
RF
HIFU
極めて部分的なフィラー注入
ボツリヌス毒素

図 4.

B．中間的な組織量のケースにおける治療選択

中程度のタルミがあり皮下脂肪量や皮膚の厚み
も中程度という場合には HIFU・スレッドなどを
中心に考え，部分的に皮下脂肪量が過多となって
いる症例では RF を組み合わせることもある[3]．ボ
ツリヌス毒素による下制筋群の弛緩や，咬筋の廃
用性萎縮を利用することも時に有効である．部分
的なフィラー注入や脂肪溶解を必要とすることも
ある．RF を使用するのは顎の下やフェイスライ
ン・頬で皮下脂肪量が過多となっているケースが
多い．逆に皮下脂肪量や皮膚の厚みが中程度で
あっても卵型の輪郭の症例などで頬のコケが目立
ちやすい顔立ちの場合にはソフウェーブ®を使用
することにより萎縮を避けながらリフトアップす
ることを選択する．

C．組織量（特に皮下脂肪）が多いケース

皮下脂肪量の減量が優先事項と思われるケース
ではやや広範囲の脂肪溶解や顎下のクールスカル
プティング®での減量を優先することにより，次
に行うリフトアップのための施術の効果を上げる

ことができる[4)5]．減量の次の段階として RF や
HIFU の照射を考えていく．極めて部分的にフィ
ラーを使用することもある．ボツリヌス毒素によ
る下制筋群の弛緩や，咬筋の廃用性萎縮を利用す
ることも多くの場合有効である．ソフウェーブ®
の優先順位は低くなるが，ソフウェーブ®と
HIFU，ソフウェーブ®と RF などの組み合わせ治
療を行えば皮膚皮下組織・SMAS 筋膜の多層を効
果的に加熱することができ，結果として HIFU 単
独・RF 単独の効果に肌質の向上と顔全体の引き
締め効果を加えることができるため意義がある．

期待できる治療効果

1．リフトアップ効果

1.5 mm の深さをターゲットにする機器である
ことから，リフトアップ効果は弱い可能性も考え
られたが予測に反し，ソフウェーブ®単独治療で
も大きなリフトアップ効果を得ることができる．
3～4 方向からの網目状の照射を行うことにより
強いスキンタイトニング効果が得られる．

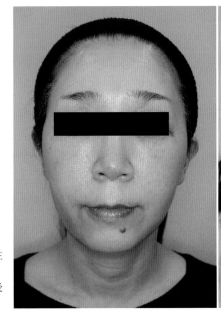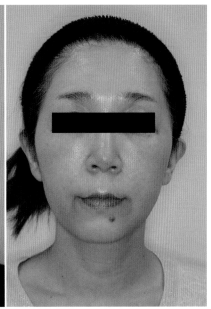

a | b

図 5.
症例1：53歳，女性
　a：施術前
　b：施術2か月後

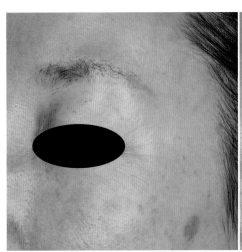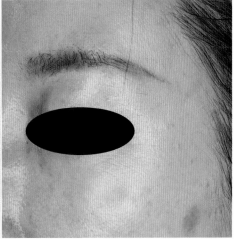

a．施術前　　　　　　　　　　　b．施術後

図 6．症例2：47歳，女性

症例1：53歳，女性

ソフウェーブ®頬3.6 J, 200ショット，額3.2 J, 30ショットの照射を行った．2か月後の診察で顔全体の引き締め効果・リフトアップ効果が認められた（図5）．

2．小ジワの改善

真皮層をターゲットとしているため小ジワの改善効果が期待できる．特に目尻の小ジワや口元の小ジワが目立つ症例では，同部位のショット数を

2〜3倍に増やすことで改善効果を上げるようにしている．

症例2：47歳，女性

ソフウェーブ®頬3.6 J, 200ショット，額3.2 J, 30ショットの照射を行った．目尻の小ジワ改善目的でこの部位は3方向から片側あたり約20ショットずつの照射を行った（図6）．

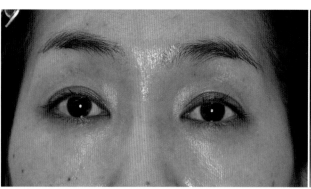

a．施術前 　　　　　　　　　　　　　　　b．施術 2 か月後

図 7．症例 3：53 歳，女性

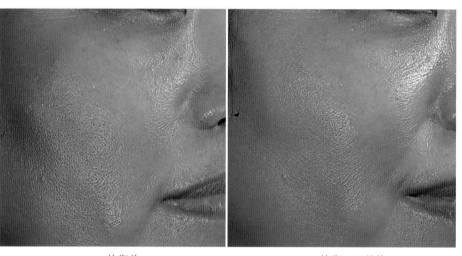

a．施術前 　　　　　　　　　　　　　　　b．施術 2 か月後

図 8．症例 4：53 歳，女性

3．開瞼の改善

眼窩上縁から前額部に照射を行うことにより，眉毛下から前額部にかけてのスキンタイトニングにより開瞼の改善が得られる．過度の眉毛挙上も改善するため自然な表情となる．顔全体の中でこの部位に疼痛を感じやすいため，痛みに弱い症例では眼窩上ブロックも検討する．ただし3.2 Jの照射エネルギーではブロックが必要となることはほぼない．

症例 3：53 歳，女性

ソフウェーブ®頬3.6 J，200 ショット，額3.2 J，30 ショットの照射を行った．額への照射の際は眼窩上縁への照射も行った．2 か月後の診察で顔全体のリフトアップ効果に加え開瞼が改善していた．上眼瞼上部から額にかけての皮膚のタイト

ニング効果によるものと考えられる．施術前は努力性に眉毛を挙上していたが施術後 2 か月目の診察では前頭筋の力が適度に抜けリラックスした表情となったことが観察された(図7)．

4．肌質の改善

ソフウェーブ®の照射によりコラーゲン密度が高まるため毛穴が縮小し肌の輝度が増し肌色が明るく感じ肌の弾力が増したように感じるという症例が多く見られる．

症例 4：53 歳，女性

ソフウェーブ®頬3.6 J，200 ショット，額3.2 J，30 ショットの照射を行った．2 か月後の診察で顔全体のリフトアップ効果に加え肌の多くの変化に本人が気づき診察時に指摘があった．毛穴が目立ちづらくなり皮膚の滑らかさが向上した(図8)．

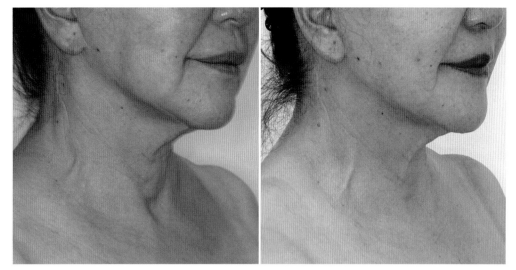

| a．施術前 | b．施術後 |

図 9．症例 5：78 歳，女性

5．頸部のシワ・タルミ

頸部のシワやタルミを治療する機器はこれまでにあまり効果の高いものが存在しなかった．ソフウェーブ®は頸部の皮膚をタイトニングすることにより，タルミやシワの改善に効果を発揮する．頸部の場合には 200 ショット以上を照射しておりエネルギーは 3.2 J〜3.6 J としている．

症例 5：78 歳，女性

首のタルミとシワの改善を目的として頸部にソフウェーブ®の照射を行った．エネルギーは 3.4 J でショット数は 220 ショットであった．施術前に弛緩していた皮膚がタイトニングされた．深いシワは浅くなり，顎下の細く浅いシワなどはほぼ消失した（図 9）．

まとめ

同期平行型超音波ビーム（Synchronous Ultra-sound Parallel Beam；SUPERB™）は皮下組織の萎縮をきたすことなくタルミを改善し，肌を引き締め，質感を変化させる特徴がある．タルミの治療における選択肢が増えたことにより，一層，患者個人個人に寄り添った施術選択が可能となった．

参考文献

1) 堀内祐紀：【ボツリヌストキシンはこう使う！―ボツリヌストキシン治療を中心としたコンビネーション治療のコツ―】下顔面ボツリヌストキシン治療．PEPARS．**170**：37-48，2021．
2) 今泉明子：【ボツリヌストキシンはこう使う！―ボツリヌストキシン治療を中心としたコンビネーション治療のコツ―】マイクロボトックス・マイクロボトックスリフト．PEPARS．**170**：60-65，2021．
3) 石川浩一：下顔面私の治療法．美容皮膚医療　ホントのところ．宮田成章編．110-119，克誠堂出版，2020．
4) Kilmer, S. L., et al.：Safety and efficacy of cryolipolysis for non-invasive reduction of submental fat. Lasers Surg Med. **48**：3-13, 2016.
5) 石川浩一：シワ・タルミは医療機器で改善できるか．Bella Pelle．**6**(2)：84-87，2021．

PEPARS No.199：48-58, 2023

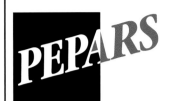

◆特集／HIFU と超音波治療マニュアル
HIFU と注入治療との併用

今泉　明子*

Key Words：ボツリヌストキシン（botulinum toxin），表情ジワ（wrinkles），ヒアルロン酸（hyaluronic acid），注入療法（injection therapy）

Abstract　　一般的に，形態的な老化現象の一番の原因は萎縮であり，各々を構成する組織の萎縮により下垂（タルミ）が形成される．表情筋の過緊張による表情ジワに対してはボツリヌストキシン療法，表情ジワ以外のシワはフィラー治療で改善効果が期待できる．最近，「切らないタルミ治療」として注目されているのが HIFU（高密度焦点式超音波）であり，ターゲットとなる焦点深度に選択的に熱を加えてコラーゲンの再生をもたらすことも可能なリフトアップ機器として知られている．今回，顔面の骨格・肌の老化に基づき，HIFU とボツリヌストキシン治療・ヒアルロン酸注入によるコンビネーション治療の効果について触れる．また，一般的に美しい顔とされる oval shaped face（卵型の輪郭）について，輪郭のみならず顔全体を oval shaped に近づけることで美しく見せる実際の注入方法も併せて紹介する．

はじめに

　一般的に美しい顔とはどのようなものであろうか？　若々しく健康な顔という概念は世界共通である．また，整容的には「フェイスライン」，「エステティックライン」，「オジーライン」の3つのラインに加え，左右対称性といった顔全体を見て認識することが多いと言われている[1]．

　最近，ダウンタイムを望まない患者において，表情ジワに対してはボツリヌストキシン治療，静止時のシワ・タルミに対してヒアルロン酸などフィラー治療といった注入治療が注目を浴びている．各々の単独治療でも高い効果を得られる一方で，ボツリヌストキシン治療，ヒアルロン酸注入治療と HIFU を用いたコンビネーション治療を行

うことでより高い効果，患者満足度を得ることが期待できると言えよう．

　美の構成要素の1つである「輪郭：フェイスライン」を創り出すためのコツを紹介するとともに解剖学的観点からコンビネーション治療に適しているエリア・方法について述べる．

Ageing sign

　老化のサインは，30代を過ぎると少しずつ現れ，皮膚・皮下組織・筋肉・靭帯・骨などすべての層において起こっていく．図1のように皮膚は菲薄化し，type Ⅰ & Ⅲ コラーゲン，エラスチンの低下による弾力低下に伴い，浅いシワなどが刻まれてくる[2]．また，皮下脂肪織は，一様に減少するわけではなく部分的に減少，増大してくるため陰影が目立つようになる．さらに，筋肉の菲薄化，支持靭帯の緩みによるオジーラインの不整化，骨の萎縮によりフェイスラインが崩れほうれい線が目立つといった現象が起こってくる（図2）[3]．

＊　Akiko IMAIZUMI，〒106-0032　東京都港区六本木 7-18-8 第三大栄ビル 6F　医療法人社団 青泉会 今泉スキンクリニック，院長

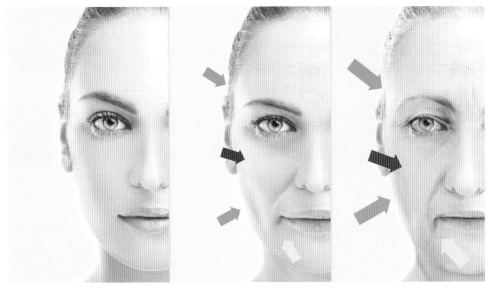

図 1. Ageing sign

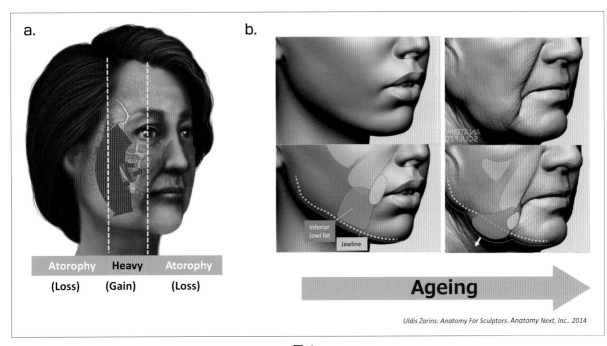

図 2.
a：皮下脂肪織の変化
b：加齢によるフェイスラインの変化

輪郭が顔に与える印象

　美しさを印象づけると言われている先記に示した3つのラインを念頭に置いて多くの人が若々しいと感じるのは，自然な曲線による優美な美しさや滑らかで影がない状態と認識しているに他ならない[4]．また，一方で加齢により上顔面が痩せ，下顔面が重く三角形〜四角形の輪郭は，意志が強く力強い印象を与えることはあっても若々しく女性らしい印象は与えないであろう[5]．したがって，治療をする際に輪郭「フェイシャルライン」は美を構成するうえで大切な役割を果たしている．

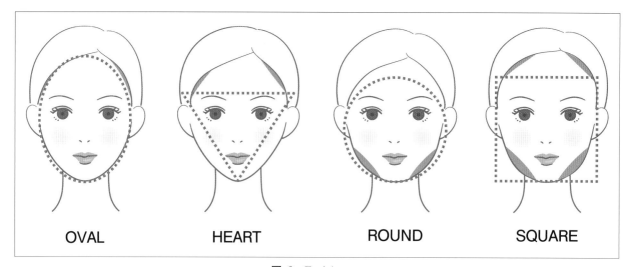

図 3. Facial type

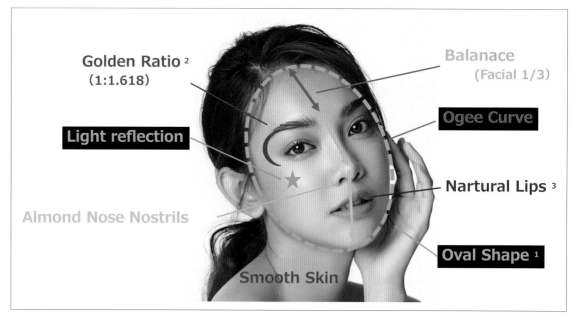

図 4. 美を構成する要素

*1 Baker, S. B., et al.：Plast Reconstr Surg. 119(7)：2240–2247, 2007.
*2 Coleman, S. R., Grover, R.：Aesthetic Surg J. 26(suppl)：S4–S9, 2006.
*3 Pitanguy, I., et al.：Chapter 6, Simplified Facial Rejuvenation. Springer, Berlin, Heidelberg, 2007.

1．美しい輪郭とは

顔の輪郭は，大きく分けて oval shaped（卵型），heart shaped（ハート型），square shaped（四角型），round shaped（丸型）などに分けられる（図3）．この中でも oval shaped，heart shaped は女性らしさを強調する優美なラインを描いており，美しい輪郭として認識されている[6]．美しい輪郭を創り出すためにはオジーラインと呼ばれる S 字カーブの曲線がポイントとなる．様々な角度から顔を見た時，フェイスラインのみならず，左右対称でバランスとハーモニーの調和が取れている顔は美しいと認識されやすい（図4）．

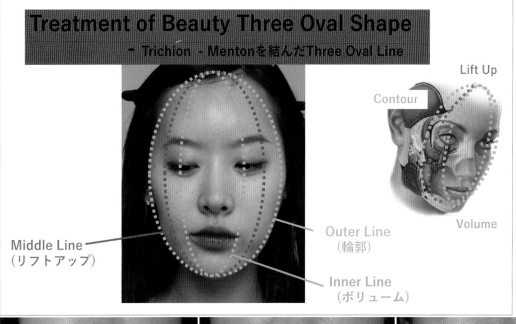

Treatment of Beauty Three Oval Shape
- Trichion - Mentonを結んだThree Oval Line

Middle Line
（リフトアップ）

Outer Line
（輪郭）

Inner Line
（ボリューム）

Lift Up

Contour

Volume

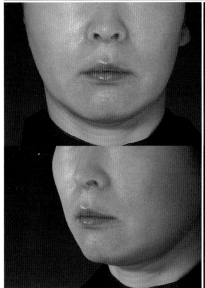
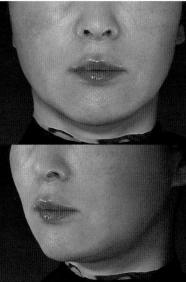
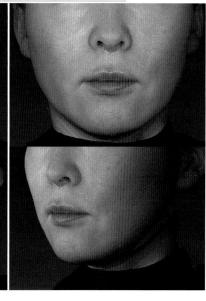

図 5. Oval Facial Treatment

a		
b	b	b
①	②	③

a：Treatment of Beauty Three Oval Shape. Trichion-Mentonを結んだThree Oval
　Line
b：Oval facial treatment の実際（① 施術前，② 中顔面～下顔面のみ治療，ヒアルロ
　ン酸6本，③ ＋上顔面の治療，ヒアルロン酸3本）

2．治療の目的

　美しい輪郭の象徴とも言える oval shaped を顔全体に創り出す oval facial treatment がポイントとなると考えている（図5）．Lateral forehead～sub malar～chin までを結んだ Outer Line は輪郭（contour）を，orbicularis retaining ligament～zygomatic cutaneous ligament～mandibular cutaneous ligament を結んだ Middle Line はリフトアップに関与し，これらのラインは主として ageing sign を解消できることが多い[7]．また，forehead～nose～lips～chin を結んだ Inner Line は，パーツを前方に projection することが可能と

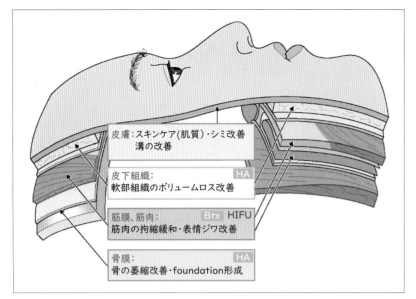

皮膚：スキンケア(肌質)・シミ改善
溝の改善

皮下組織：　　　　　　　　HA
軟部組織のボリュームロス改善

筋膜、筋肉：　　　Btx　HIFU
筋肉の拘縮緩和・表情ジワ改善

骨膜：　　　　　　　　　　HA
骨の萎縮改善・foundation形成

図6.
コンビネーション治療の考え方
皮下の組織に対して層別にアプローチ
していくことがポイントとなる.

なり，美しさをよりアップグレードすることに深く関わると言えよう．今回は，HIFUと注入治療の併用となるため，ageing signに関与するエリアが治療の対象となる.

HIFUと注入によるコンビネーション治療

コンビネーション治療に際して以下の点を念頭に置いて行うことが大切となる.

①皮膚〜皮下組織〜筋肉・筋膜〜骨膜の4層に対して治療を行っていくこと(図6).

②HIFUによるタイトニング効果を鑑みてOuter Line〜Middle Lineに対して治療を行うことによりアンチエイジング効果が期待できること，

③現状を評価してreduction(減らす)，またはgain(増やす)などの必要性を見極めて治療内容や順序を決めていくとよい.

注入単独治療によりある一定の効果を得ることは可能であるが，単独治療のみではシワ・タイトニング・リフトアップなどの複合的効果を維持していくことは難しい．治療を行う際には，解剖学的観点から状態を正確に把握するだけでなく，経済的観点，時間的観点も考慮し，治療の優先順位をつけることが重要であると考える.

1．HIFUとボツリヌストキシン治療

本来，ボツリヌストキシン治療は表情筋によるシワを消退させることが可能である．HIFUと組み合わせた際に，期待できる効果を示す.

・上顔面

眉間ボツリヌストキシンにより皺鼻筋・鼻根筋など下制筋が抑制されるため前頭筋と協調して眉毛が挙上しやすくなる．さらにHIFUとの併用により前頭筋がタイトニングされ，開眼しやすくなる.

・中顔面

目尻ボツリヌストキシンにより眼輪筋が弛緩する．また，HIFUを眼輪筋(眼窩部外側)に集中的に照射することによりタイトニング相乗効果が高まり開眼しやすくなることが多い.

・下顔面

顔を引き下げる最大の筋肉である広頚筋の浅層に対して薬剤を浸潤させるマイクロボツリヌストキシン治療は，ボツリヌストキシンにより下制筋である広頚筋がリラックスするため挙上筋群である頬骨筋らと協調することにより輪郭が緩やかにタイトニングする人気の高い治療である(図7)[8]．一方で，咬筋に対するボツリヌストキシン治療は，肥大した筋肉が萎縮するという効果を利用し，顎関節症・歯ぎしりの患者に対して積極的に行われている治療である．二次的な効果として，咬筋の突出部が改善され輪郭がシャープとなり小顔効果を期待することができる(図8)．下顔面の筋肉は他部位に比べて比較的大きいためボツリヌストキシン治療とHIFUを組み合わせることによ

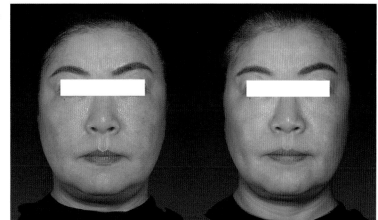

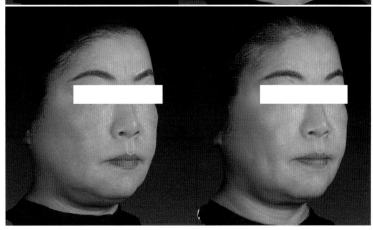

図 7.
マイクロボツリヌストキシン＋HIFU
の併用療法
マイクロボツリヌストキシン（フェイ
スライン 片側24 U）＋HIFU. 同日施
術後, 1か月
 a：正面（左：施術前, 右：施術後
  1か月. 全体的な volume loss が
  顕著となる.
 b：斜位（左：施術前, 右：施術後
  1か月. あご周辺フェイスライン
  がクリアになっている.）

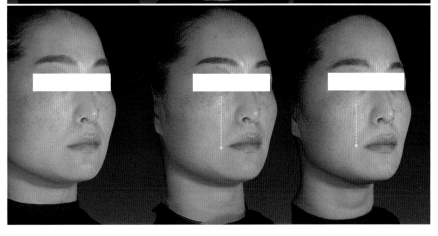

図 8.
30歳. Volume full：square shaped
 a：正面
  左：施術前
  中：＋咬筋ボツリヌストキ
   シン 片側40 U. 明らかな
   咬筋萎縮を認める.
  右：＋HIFU. 照射1か月
   後. Volume lossが顕著と
   なる.
 b：斜位
  左：施術前
  中：＋咬筋ボツリヌストキ
   シン
  右：＋HIFU. 咬筋ボツリヌ
   ストキシン＋HIFUによ
   り中顔面の短縮を認める.

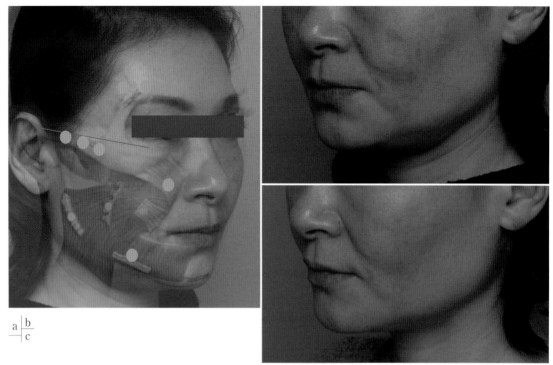

図 9. MD-Codes™
支持靭帯のサポート，骨の萎縮を補うなど解剖学的要素を土台としてリフト
アップ効果を期待する注入治療（a：施術部位，b：施術前，c：施術後）

り，皮下組織（筋膜）に熱ダメージが加わり，創傷治癒過程でコラーゲン再生が促され顔がタイトニングするとともにボツリヌストキシン治療による筋肉の収縮抑制による筋萎縮効果によりリフトアップ相乗効果を期待できると言える．

治療は，両者の効果持続性を鑑みて4〜6か月に1回の間隔で行うことを推奨する．また，ボツリヌストキシンは元来，熱に弱いという特性を持つため同日に施術することは可能な限り避けた方が望ましいと考えているが，現在のところ同日施術による効果減弱に対する論文はない．一般的には，先にHIFU治療にて組織のタイトニングを行った後，ボツリヌストキシン治療にて筋肉の萎縮効果を期待することができる．

2．HIFUとヒアルロン酸治療

従来までのヒアルロン酸治療は，シワや溝を埋める（fill），ボリュームを出す（volumize）といった概念で治療をしてきたが，ここ数年で支持靭帯をサポートする，老化に伴う骨の萎縮を補うなど解剖学的要素を土台としてリフトアップ効果を期待する治療に変化している（図9）[9]．HIFUとヒアルロン酸を併用する目的は，① HIFU単独では治療困難である側頭部や頬（外側），下顎部など骨の萎縮やボリュームロスによる輪郭の不整をサポートすること，② ほうれい線〜マリオネット線などの要因となる支持靭帯の緩みにより下垂した組織を引き上げることによりリフトアップ効果を最大限に引き出すこと（図10, 11），③ HIFUによる組織のタイトニングとヒアルロン酸による筋肉の収縮を抑制するmyomodulation効果を期待することである[10]．例えば，下顎骨の萎縮によりフェイスラインに凸凹がある場合，オトガイの短縮（short chin）がある場合などは，HIFU単独ではフェイスラインが完全にsmoothになるわけではないのでヒアルロン酸の併用が必要となるケースが多い（図12）．一方で，老化に伴う著しい下垂は，外科的治療の適応となることを念頭に置く必要がある．

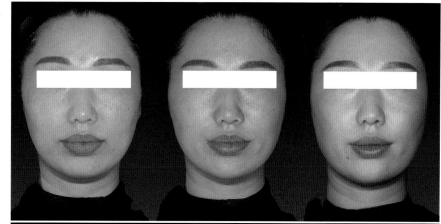

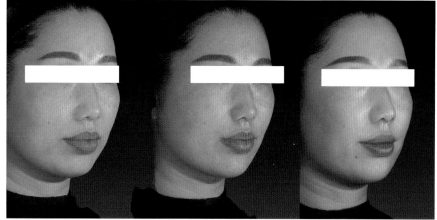

図 10.
35 歳. Volume loss：oval shaped
　a：正面
　　左：施術前
　　中：＋ヒアルロン酸3本（靭
　　　　帯・頬・下顎部）. リフト
　　　　アップ効果を認める.
　　右：＋HIFU. 照射1か月
　　　　後. Volume up＋美白効
　　　　果あり
　b：斜位
　　左：施術前
　　中：＋ヒアルロン酸3本（靭
　　　　帯・頬・下顎部）
　　右：＋HIFU. 照射1か月
　　　　後. タイトニングの相乗
　　　　効果を認める.

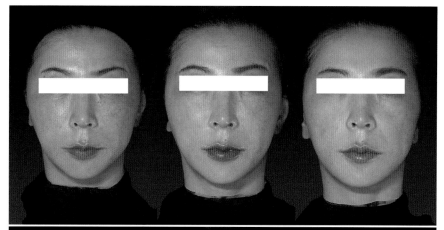

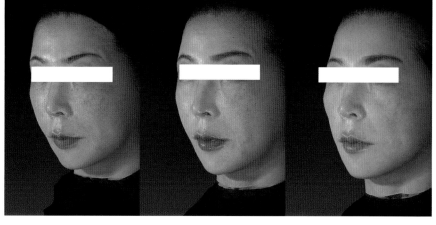

図 11.
40 歳. Volume loss：triangle
shaped
軽度 volume loss のみのため,
HIFU 照射から行った症例
　a：正面
　　左：施術前.
　　中：＋HIFU. タイトニング
　　　　効果を認める.
　　右：＋ヒアルロン酸3本（靭
　　　　帯のみ）. リフトアップ
　　　　効果を認める.
　b：斜位
　　左：施術前
　　中：＋HIFU
　　右：＋ヒアルロン酸3本（靭
　　　　帯のみ）. 頬が引き上が
　　　　り, リフトアップ効果を
　　　　認める.

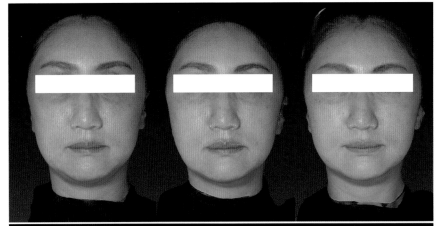

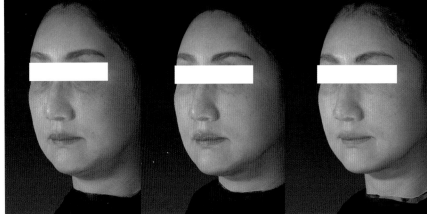

図 12.

50歳. Volume Full：Oval shaped

　a：正面

　　左：施術前

　　中：＋HIFU. 照射1か月後. タイトニング相乗効果を認める.

　　右：＋輪郭注射（MLM®注射20 cc）とヒアルロン酸1本（フェイスラインのみ）. 小顔効果を認める.

　b：斜位

　　左：施術前

　　中：＋HIFU. 照射1か月後. 頬が引き上がり，タイトニング効果を認める.

　　右：＋輪郭注射（MLM®注射20 cc）とヒアルロン酸1本（フェイスラインのみ）. フェイスラインがクリアになり，タイトニング効果を認める.

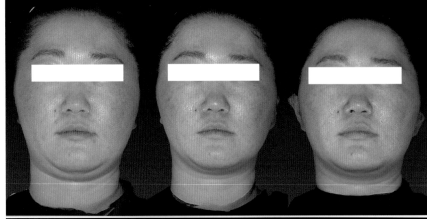

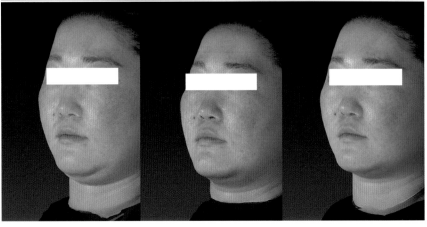

図 13.

20歳. Volume Full：Round shaped

　a：正面

　　左：施術前

　　中：＋輪郭注射（MLM®注射30 cc）. Full volume なので，reduction（MLM®注射）. 明らかな volume loss を認める.

　　右：＋HIFU. 頬が引き上がり，タイトニング効果を認める.

　b：斜位

　　左：施術前

　　中：＋輪郭注射（MLM®注射30 cc）

　　右：＋HIFU. 頬が引き上がり，明らかな小顔効果を認める.

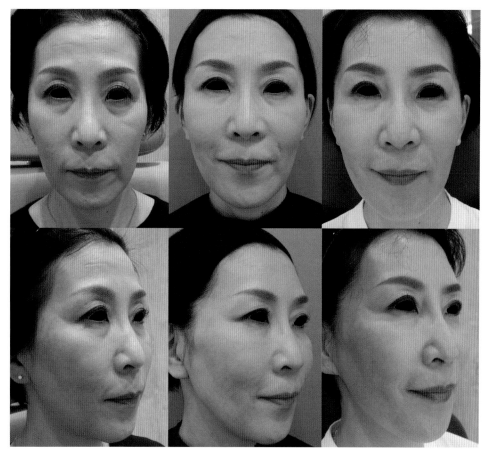

図 14. Oval Facial Treatment：HIFU＋ボツリヌストキシン治療＋ヒアルロ
ン酸注入治療

左：施術前

中：＋ヒアルロン酸 8 本＋ボツリヌストキシン（眉間・目尻・バニーライン）

右：＋HIFU

3．HIFU とその他注入治療

　先述のように，コンビネーション治療は効果を最大限に発揮することが可能となる．一方で，頬のボリュームロス（reduction）を目的として，脂肪溶解注射や小顔注射（MLM®，BNLS® 注射など）など併用すると劇的な変化を得られることも多い（図13）．HIFU に加えて注入治療を行う際には，両者の効果持続性を念頭に置き，HIFU は約 6 か月ごと，併用注射は効果に応じて 1 か月に 1 回で 3〜5 回程度が理想的と言えよう．また，HIFU にボツリヌストキシン療法，ヒアルロン酸注入治療すべてを組み合わせた場合，各治療の相乗効果により高い改善度や持続性において期待することができる（図14）．

　治療の順序においては特に推奨があるわけではないが，タイトニング→reduction（減らす）べきか，gain（増やす）→タイトニングすべきか，患者ごとに変化させていくことが肝要だと考える．

最後に

　HIFU に加えてボツリヌストキシン治療 and/or ヒアルロン酸など注入治療によるコンビネーション治療を行うことによりタイトニング効果はもとより，フェイスライン（輪郭）が整い，シワ・タルミの改善が期待できる．

　これらの治療を行う際には，解剖学的観点から上側・外側からアプローチすることにより輪郭改善効果をより期待できる．またアジア人の場合，

優美な曲線を描くためには中〜下顔面よりアプローチしていくことがポイントであると考える.最近,様々なHIFUが登場し,色々な特性を持つ注入剤を使用することが可能であることからダウンタイムの少ないHIFUと注入による併用治療は,「切らないタルミ治療」としてさらに注目が集まると考えている.

参考文献

1) Swift, A., Remington, K.：BeautiPHIcation™：a global approach to facial beauty. Clin Plast Surg. **38**(3)：347-377, 2011.
2) Mendelson, B., et al.：Aesthetic Surgery of the Face. Plastic Surgery volume 2：Aesthetic Surgery. 78-92, Elsevier, 2017.
3) Buchanan, D. R. Wulc, A. E.：Contemporary thoughts on lower eyelid/midface aging. Clin Plast Surg. **42**：1-15, 2015.
4) Liew, S., et al.：Consensus on changing trends, attitudes, and concepts of Asian beauty. Aesthetic Plast Surg. **40**：193-201, 2016.
5) Farolch-Prats, L., et al.：Facial contouring by using dermal fillers and botulinum toxin A：a practical approach. Aesthetic Plast Surg. **43**(3)：793-802, 2019.
6) Liew, S., Dart, A.：Nonsurgical reshaping of the lower face. Aesthet Surg J. **28**：251-257, 2008.
7) 今泉明子：輪郭治療：ボツリヌストキシン製剤とヒアルロン酸を用いたコンビネーション治療. 日美外会誌. **58**(1)：20-25, 2022.
8) 今泉明子,古山登隆：日常診療におけるシワ治療について. 日皮会誌. **126**(11)：2085-2093, 2016.
9) de Maio, M.：MD Codes™：A methodological approach to facial aesthetic treatment with injectable hyaluronic acid fillers. Aesthetic Plast Surg. **45**：690-709, 2021.
10) de Maio, M.：Myomodulation with injectable fillers：an innovative approach to addressing facial muscle movement. Aesthetic Plast Surg. **42**(3)：798-814, 2018.

PEPARS No.199：59-68, 2023

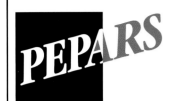

◆特集／HIFU と超音波治療マニュアル

HIFU とレーザーとの コンビネーション治療

牧野　良彦*

Key Words：高密度焦点式超音波(HIFU；High Intensity Focused Ultrasound)，フォトナ 4D(Fotona 4D)，ウルセラ® (Ulthera®)，高周波(RF)，リフトアップ(lift up)，皮膚引き締め(skin tightening)，若返り(rejuvenation)

Abstract　　近年，HIFU を使用したタルミ治療が，一般に普及している．HIFU は，SMAS，真皮深層，中間層をターゲットにし，点状の熱にてリフトアップを行う．しかし，HIFU だけで，タルミ治療を完成させるには限界があるのも事実である．タルミ治療の完成度を上げるには，他の治療機器を併用するコンビネーション治療が重要になってくる．

レーザーの TimeWalker™ は，Nd：YAG レーザー(1064 nm)と Er：YAG(2940 nm)の 2 波長を搭載し，8 つのパルスモードと種々のハンドピースにより，1 台で多彩な治療メニューが可能となる．この中で，4 つのモード(スムースリフト，FRAC3®，PIANO®，ライトピール)を選択した治療がフォトナ 4D である．HIFU スムースリフトのコンビネーションは，HIFU によるリフトアップだけでなく，口角のリフトアップ，法令線の改善と治療機器によるタルミ治療の完成度を上げることが可能になる．さらに，フォトナ 4D のコンビネーションにより，スキンタイトニング，ブライトニング，肌質改善効果などトータルリジュビネーションが可能になる．今回，このコンビネーションの目的，作用，施術方法につき解説する．

はじめに

治療機器によるタルミ治療は，レーザー，光，RF などスキンタイトニングが中心であった[1][2]．2008 年に，高密度焦点式超音波(以下，HIFU)が日本に導入されてリフトアップ治療が大きく進化した．また，近年，韓国を中心に様々な国から HIFU の治療機器が日本に導入され広く普及することにより，HIFU のタルミ治療は一般化している．しかし，HIFU 単独で，タルミ治療を完成させるには限界があるのも事実である．今回，タルミ治療の完成度を上げるために，HIFU とレーザーのコンビネーション治療について解説する．

* Yoshihiko MAKINO, 〒465-0095　名古屋市名東区高社 2 丁目 113 番地 ソフィア一社 3F　まりもクリニック，院長

使用機器

1．高密度焦点式超音波(HIFU)

当院で使用する HIFU は，Ulthera® system (Merz Aesthetics, North Carolina, USA)(以下，ウルセラ)もしくは ULTRAFORMER® MPT (Classys Inc, Seoul, Korea)である(図 1)．HIFU の原理はほぼ同じであるが，焦点温度，焦点間隔に若干の違いがある．2 機種は，予算，痛み，効果発現時期，持続時間に応じて使い分けを行っている．

2．レーザー

併用するレーザーは TimeWalker™(Fotona d.o.o, Ljubljana, Slovenia)(図 2)で，Nd：YAG レーザー(1064 nm)と Er：YAG(2940 nm)の 2 波長を搭載する(図 3)．Nd：YAG は，水分吸収は乏しいが深達性に優れていて，Er：YAG は，水分吸収は高いが深達性は低い[3]．Er：YAG は MSP(150 μs)，

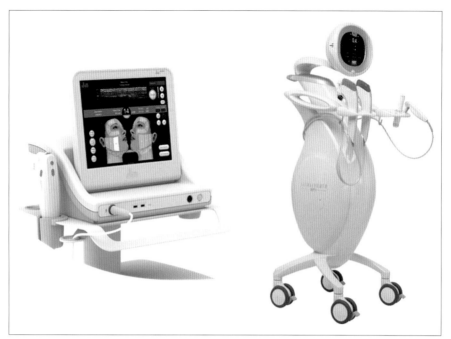

図 1. 当院での HIFU
左：ウルセラ（Merz 社提供），右：ULTRAFORMER® MPT（Classys 社提供）

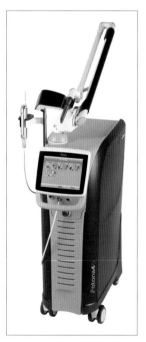

図 2. TimeWalker™
（Fotona 社提供）

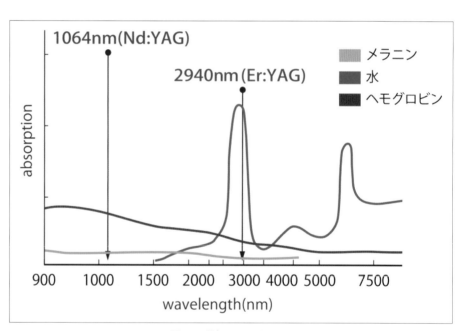

図 3. 吸収スペクトラム

（文献 3 より引用改変）

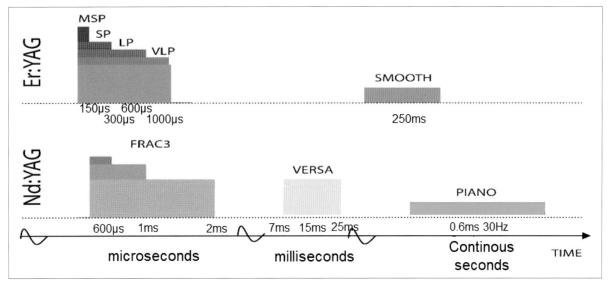

図 4. TimeWalker™ のパルスモード

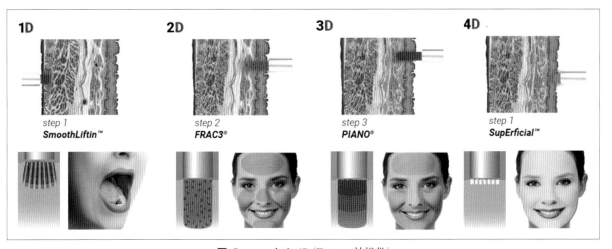

図 5. フォトナ 4D(Fotona 社提供)
1. スムースリフト，2. FRAC3®，3. PIANO®，4. ライトピール

SP(300 μs)，LP(600 μs)，VLP(1000 μs)，Smooth (250 ms)，Nd:YAG は FRAC3®(600 μs，1 ms，2 ms)，VERSA®(7 ms，15 ms，25 ms)，PIANO® (0.6 ms，30 Hz，Continuous)と計 8 つのパルスモードが選択できる(図 4)．また，両波長で種々のハンドピースが存在する．TimeWalker™は，波長，パルス，ハンドピースを組み合わせることにより，1 台で多彩な治療メニューが可能となる．この中で，4 つのモードを選択した治療メニューが Fotona 4D®(以下，フォトナ 4D)である．

フォトナ 4D

フォトナ 4D は以下の 4 つのモードにより完成する(図 5)．

1．SmoothLiftin™(以下，スムースリフト)

ロングパルス・Er:YAG レーザー(2940 nm)の Smooth モード(250 ms)を使用する(表 1)．ロングパルス・Er:YAG レーザーにより，non-ablative で口腔内粘膜に照射する新しいアプローチである．PS03X ハンドピースは，250 μ 径のピクセル

表 1. フォトナ 4D の各モード設定

	治療	適応・目的	Handpieces	LASER	パルスモード	Spotsize	Beam pattern	
4D®	SmoothLiftin™	口腔粘膜のアプローチ 鼻唇溝の改善 口角リフトアップ	PS03X +LA アダプター	Er:YAG	SMOOTH	Collimated, 7 mm		
	FRAC3®	色調改善 テクスチャ改善	R33-T	Nd:YAG	FRAC3® 1.0 ms	4 mm		
	PIANO®	皮膚の引き締め	R33-T	Nd:YAG	PIANO® 0.6 ms/ 30 Hz	9 mm		
	SupErficial™	ライトピール	PS03X	Er:YAG	MSP	Collimated, 7 mm		

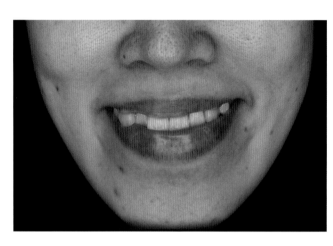

図 6.
治療直後ハーフサイド
左のみフォトナ 4D 施術
直後より左口角のリフトアップを確認
できる.

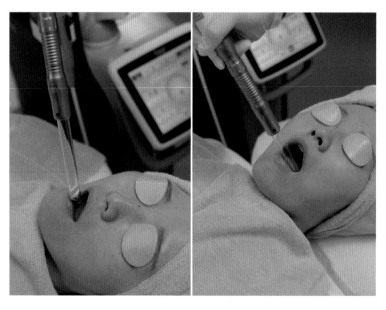

図 7.
スムースリフトの口腔内照射(LA
アダプターを使用)

で一定間隔空けて配列したスポットで，1照射で19％の治療領域をつくる．健常組織を温存することで，治癒を促進させることができ，フルビーム径による治療と比較し低リスクで安全に治療ができる．また，口腔内照射の利点は，水分が常在しており皮膚側よりも痛みが少なくダウンタイムがないことである．

【PS03X ハンドピース・7 mm 径・7 J/cm^2・1.6 Hz】に設定し，スタック照射で蓄熱していく．口腔粘膜，軟組織の熱収縮と表情筋の熱作用により，口角から頬にかけて即時的な引き上げ効果と法令線の改善がフォトナ 4D 治療における特徴的な効果である．治療後の患者は笑顔の表情をつくると，口角の引き上がりを実感する（図6）．口腔内照射は，直視下にも照射可能だが，ハンドピース先端部に LA アダプターを装着し，ブラインド下に照射する方が施術を行いやすい（図7）．LA アダプターはガラス製の付属部品でハンドピース先端を細く長くすることができ，先端の反射鏡から90°方向にレーザーが照射される仕組みとなっている．LA アダプターの装着により，アプローチの難しい口角，口腔内の奥にも直に接触照射することができる．

2．FRAC3$^®$

ロングパルス・Nd:YAG レーザー（1064 nm）の FRAC3$^®$ モード（1.0 ms）を使用する（表1）．Nd:YAG レーザーの波長特性によって，メラニン・ヘモグロビンの吸収を利用し，主に色調改善と肌質改善を目的とした治療である．パルス幅が長いことから，熱の作用範囲が広く，メラニン系の皮膚症状だけでなく，毛穴やスキンテクスチャの改善が特徴的である．

【R33-T ハンドピース・4 mm 径・28～35 J/cm^2】で，顔全体に均一に照射していく．

毛髪や髭に反応すると強い熱さを感じるため，照射を避ける．

3．PIANO$^®$

ウルトラロングパルス・Nd:YAG レーザー（1064 nm）の PIANO$^®$ モード（0.6 ms/30 Hz）を使用する（表1）．このモードは，疑似 continuous 照射によって，パルス持続時間を秒単位で長く照射することができる．表皮や他の皮膚構造の熱緩和時間よりも遥かに長く，高い温度ピークを生じさせず熱を蓄積して，真皮層全体への深い加熱を目的とする．

【R33-T ハンドピース・9 mm 径・90～140 J/cm^2・5 s】設定で，ハンドピースをゆっくり動かし，皮膚表面温度が 42℃ に到達するまで治療部全体を照射する．非接触皮膚温度計を用いて，十分に熱が与えられたことを確認する．照射中の疼痛はほとんどなく，心地よい温かさ，熱さを感じる．治療後は，即時的なタイトニング効果の実感があり，長期的にはコラーゲン生成が促進される．

4．SupErficial^{TM}（以下，ライトピール）

ウルトラショートパルス・Er:YAG レーザー（2940 nm）の MSP モード（150 μs）を使用する（表1）．短パルス・Er:YAG レーザーを用いた，いわゆるレーザーピーリング（cold peel）である．Er:YAG レーザーを，皮膚組織の熱緩和時間より非常に短い時間で照射すると，皮膚組織は周囲への熱拡散を起こさず蒸散が起こる．ライトピールで使用するのは，Er:YAG レーザーでは最もパルス幅が短い MSP モード（150 μs）で，これは cold ablation と呼ばれているほど高い蒸散能を有するモードである．

【PS03X ハンドピース・7 mm 径・1 J/cm^2・6 Hz】で治療部全体を照射する．照射直後の皮膚表面にスポットと一致した白色変化が観察されるが，生理食塩水で湿らせるとすぐ消える．この設定における治療では，治療時の痛み，ダウンタイムはほとんどない．治療直後に軽度な赤みが出るケースもあるが，数時間で消失する．ピーリング効果によるスキンテクスチャ，くすみの改善を実感する．

コンビネーションの治療手順

　原則は，HIFU を行った後にフォトナ 4D を行う．どちらを先に行っても最終的な効果は変わらないと思われるが，基本的に深層から表層に治療を行っている．また，コンビネーション治療をする場合でも，HIFU，フォトナ 4D ともに通常の照射手順，照射エネルギーで特に変える必要はない．コンビネーション治療をする時期は，原則，同日を基本としている．また，同日に施術できない場合は HIFU を行った後に，フォトナ 4D を 1～3 か月後に施術する．

考　察

1．HIFU について

　2008 年に HIFU を使用し，真皮および皮下の狙った深さに点状の熱凝固点を形成させるタルミ治療機として，日本に初めて導入されたのがウルセラである[4)5)]．ウルセラは，治療用の超音波（HIFU）と，可視化する超音波の 2 つを利用する．HIFU は，超音波が点で高密度に集束する時，周囲組織には影響を与えず，皮膚軟部組織内の一定の深度に伝播し，熱損傷領域をつくることができる[6)]．焦点深度は，トランスデューサーによって，4.5 mm，3.0 mm，1.5 mm を選択することができる．トランスデューサーをアプリケータに装着し，トランスデューサーから集束した超音波エネルギーが照射される．組織温度は，コラーゲンの熱収縮と変性に最適な温度 60～70℃ に加熱され，ターゲット層へ的確に約 1 mm^3 の熱凝固点（TCP；thermal coagulation point）を形成する[7)]．1 照射で，トランスデューサーの長さ 25 mm の照射ライン上に，健常組織を残すよう均一な間隔で TCP をつくる．ウルセラのターゲット層は真皮と SMAS である．リフトアップするために最適な深度を 4.5 mm としているが，この治療は SMAS と広頸筋層をターゲットとし，熱収縮を引き起こす．その結果，皮膚表層には影響を与えず，非侵

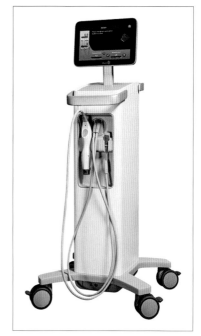

図 8. サーマクール FLX（Solta 社提供）

襲的リフトアップができる．また，3.0 mm，1.5 mm のトランスデューサーを重ねて，真皮のコラーゲンリモデリングを同時に行うことができる．治療効果は，眉の挙上，フェイスラインが引き上がりを実感するが，これは熱収縮によるものである．その後，創傷治癒過程におけるコラーゲンリモデリング効果の発現は，2～6 か月持続する．

　ここ数年，HIFU によるタルミ治療は広く普及し，タルミ治療として一般化されている．しかし，HIFU のタルミ治療は，基本的に即効性が乏しく，徐々に効果が現れるため，患者サイドからすると効果がわかりづらい面もある．HIFU は，これまで真皮のみをターゲットにした治療機器から，SMAS をターゲットとしてリフトアップが可能になったのは間違いない．しかし，点状の熱エネルギーで，照射密度が粗く隙間が生じ，また，深さも限局されるため，タルミ治療を HIFU のみで完成させるには限界があるのも事実である．そのため，今後は，コンビネーション治療が重要になると考える．

ThermaCool® FLX

Ulthera® System

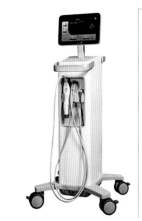
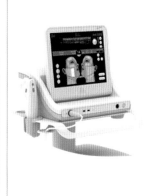

	RF	ULTHERAPY
DEPTH	<3mm; Variable	4.5mm, 3mm & 1.5mm
TEMPERATURE	38°C - 50°C	60-70°C
PRECISION	Bulk Heating	Precise With Energy Spacing
VISUALIZATION	No Visualization	Ultrasound Visualization

図 9. ウルセラ(HIFU)とサーマクール(RF)のコンビネーション
ウルセラは，点状の熱にて，4.5 mm は SMAS，3 mm は真皮深層，1.5 mm は真皮中間層をターゲットにする．サーマクールは，均一な熱にて，真皮中～下層をターゲットにする．

2．RF のコンビネーションについて

HIFU の代表的なコンビネーション治療として，RF(radio frequency；高周波)を用いた Thermage® System(Solta Medical, Inc., California, USA)(以下，サーマクール)がある[8]．サーマクールは，真皮および皮下組織を加熱すると同時に皮膚表面を冷却する方法を採用しており，表皮を保護しながら皮下のコラーゲンおよび皮下組織を非侵襲的に引き締めることができる[9]．2002 年に初代サーマクールがスタートし，現在では第 4 世代のサーマクール FLX が最新モデルになる(図 8)．非侵襲性のタルミ治療器においては最も長い実績をもつ．サーマクールは，モノポーラ RF(単極高周波)方式を採用し，モノポーラ RF は深達性が高く，真皮層だけでなく，皮下組織の線維性隔壁にも及ぶ．RF エネルギーは，電気抵抗が低い組織を流れる性質を持ち，電気抵抗が高い脂肪を避けて，コラーゲン線維に特異的に熱を発生し，皮下組織の線維性隔壁に熱変性を起こす．この深部加熱によって，平面(XY 軸)の引き締めだけでなく，奥行き(Z 軸)が収縮することで，皮膚のボリュームダウンが起きる．この 3 次元タイトニング効果はその他の治療機にはない，サーマクールの特徴の 1 つである[10]．治療直後は即時的な引き締め効果と輪郭改善効果が見られる．これは真皮層内の 5～35％のコラーゲン線維が熱によって収縮するためである．また，皮下脂肪層にある線維性隔壁が RF の熱により収縮することで，即時的な輪郭改善効果が見られる．その後創傷治癒過程が引き起こす，長期的なコラーゲンリモデリングによって新しいコラーゲンが生成され，収縮したコラーゲンと置き換わる．効果は治療直後から認められ，治療後 3～4 か月にピークに達し，その効果は 6 か月持続する．

ウルセラとサーマクールのコンビネーションは，最も早く始まったコンビネーション治療の 1 つで，リフトアップだけでなくタイトニング効果によりタルミ治療の完成度を上げることが可能になる(図 9)[11]．

3．レーザーのコンビネーションについて

今回，HIFU のコンビネーション治療として，レーザーの TimeWalker™ によるフォトナ 4D を

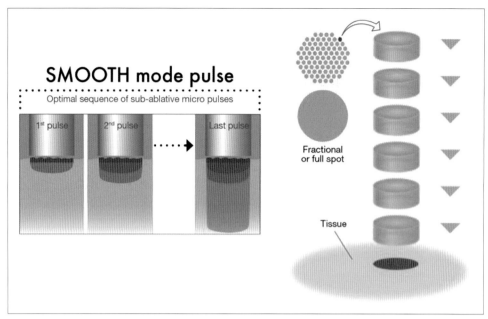

図 10. TimeWalker™ の Smooth モード
スタック照射により照射深度をコントロールする.

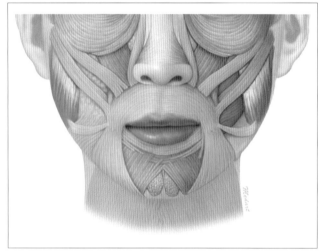

図 11. 口周囲の表情筋レイヤー
黄色が1層, 青色が2層, ピンクが3層, 紫色が4層
（文献 15 より引用）

選択した. 通常, Er:YAG レーザーは優位に水分に吸収され, cold ablation と呼ばれているほど高い蒸散能を有する[12]. TimeWalker™ に搭載されている Er:YAG レーザーの Smooth モードは, この機器の大きな特徴の1つで, これは 250 ms という長いパルスを6分割で照射するモード（スタック照射）である[13]（図 10）. 原理としては, 水分が常に保たれる口腔内に照射するが, パルス幅が長いため, 吸収した水分子は蒸発する閾値の手前まで中心温度が上昇し, 水分膨張が発生せず組織は蒸散しない. 照射された組織は中心温度が下がると同時に周囲に熱を伝搬する. これを一定の休止時間とパルスを繰り返すことで, 蒸散能に長けたレーザーを使用しながら, 組織表層が蒸散せず, 非侵襲的に深部組織にアプローチすることを可能としている[14]. 表情筋は深層に位置し, 更に口角を上げる筋肉（大頬骨筋, 口角挙筋）は表情筋の中でも深い位置にある[15]（図 11）. そのため, HIFU で表情筋をターゲットするにはかなり困難を要する. スムースリフトは, 口腔内からのアプローチのため, 口角を上げる筋肉に到達しやすく, 難しい手技を必要とせず口角のリフトアップが可能である. 法令線の改善と口角のリフトアップは, 他の治療機器では効果を出すのが困難な領域のため, HIFU にスムースリフトのみをコンビネーションする選択肢もある.

Nd:YAG レーザーは皮膚形成領域では長い波長に分類される. 吸収特性は酸化ヘモグロビン, 次いでメラニンに対し吸収される[16]. 水分吸収が

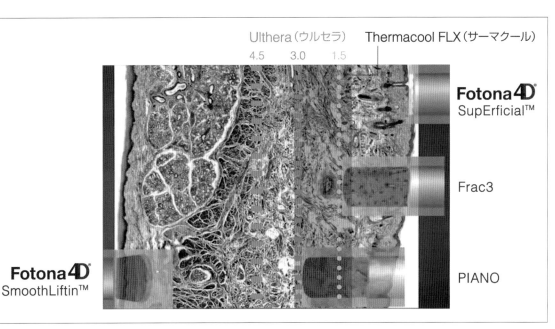

図 12. 各機種のターゲットレイヤー
照射深度, 照射密度, 熱温度, 熱伝達がそれぞれ異なるので, HIFU のウルセラ,
RF のサーマクール, レーザーのフォトナ 4D のコンビネーションも可能である.

なく長波長のため, 組織深部まで深達させること
ができることも特徴的である[17]. TimeWalker™
の Nd:YAG レーザーは, 3 つのパルスモードが搭
載されているがいずれもミリセカンドのロングパ
ルスレーザーに相当する. それぞれのパルスモー
ドを駆使することで, 幅の広い治療を提供でき
る. 0.6 ms〜2 ms まで設定ができる FRAC3® を
使用することで, 基底層以上の組織に対し色調の
改善を促進することが可能であるが, 熱の作用範
囲が広く, 毛穴の改善や肌質の改善などメラニン
由来の皮膚症状にとどまらないことが特徴的であ
る. PIANO® モードは, パルス幅 0.6 ms のレー
ザーを 30 Hz で照射する疑似的 continuous モード
が搭載されている. これは真皮中層をターゲット
としているモードであり, レーザーを照射するこ
とで熱を蓄積させ, 皮膚表面温度が 42℃ になるこ
とをエンドポイントとし, コラーゲンリモデリン
グを促す治療である. 1 パルスあたりのエネル
ギーは弱く, 表皮メラニンに吸収されるエネル
ギーも弱いため, 表皮熱傷のリスクなく, タイト
ニング効果を出すことが可能である.
　HIFU は限局されたエネルギーのため, 基本的

にスキンタイトニング効果は弱い. そのため, コ
ンビネーションの 1 番目の目的として, スキンタ
イトニング効果の高い機器(サーマクールなど)を
選択することにある. また, HIFU は, リフトアッ
プに優位であるが, 熱が絞り込まれて照射深度も
限定されているため即効性が乏しいのは事実であ
る. 基本的な効果は, 1〜3 か月のコラーゲン増生
効果が優位となる. そのため, 2 番目の目的とし
て, 即効性のある機器(フォトナ 4D など)を選択
することにある. 3 番目の目的として, ターゲッ
トレイヤーを変えるだけでなく, 効果発現時期を
変えることにより, 患者満足度を上げることにあ
る. 更に, 照射深度, 照射密度, 熱温度, 熱伝達
がそれぞれ異なるので, HIFU のウルセラ, RF の
サーマクール, レーザーのフォトナ 4D のコンビ
ネーションも可能である(図 12).
　最後に, 機器のコンビネーション治療は, ただ
単純に組み合わせればよいわけではなく, 思わぬ
副作用を招かぬように, 機器の原理, 解剖学をよ
く熟知し, 手技を熟練していただいた後に取り組
んで頂きたいと考えている.

まとめ

今回，HIFU とレーザーのフォトナ 4D のコンビネーション治療につき解説した．コンビネーションにより，HIFU によるリフトアップだけでなく，スムースリフトによる口角のリフトアップ，法令線の改善と治療機器によるタルミ治療の完成度を上げることが可能になる．さらに，フォトナ 4D のコンビネーションは，スキンタイトニング，ブライトニング，肌質改善効果により，トータルリジュビネーションが可能になる．

参考文献

1) 根岸 圭：【しわ・たるみの非手術的治療】複合治療器によるしわ・たるみの治療．MB Derma. **192**：59-66，2012.
2) 宮田成章：「たるみ」に対するレーザー・高周波・超音波療法．形成外科．**56**：60-66，2013.
   Summary レーザー，高周波，超音波を使用したタルミ治療の文献で，初心者の方には必読の文献です．
3) Lim, H. W., Soter, N. A.：Clinical Photomedicine. 18-34, CRC Press, 1993.
4) 宮田成章：高密度焦点式超音波による顔面たるみ治療．日美外報．**32**：64-69，2010.
   Summary HIFU を始めたいと思っている方には，必読の文献．
5) 石川浩一：【アンチエイジング美容医療 最前線】超音波（ウルセラ）による抗加齢医療．PEPARS. **45**：50-58，2010.
   Summary HIFU を始めたいと思っている方には，必読の文献．
6) Glinklich, R. E., et al.：Clinical Pilot Study of Intense Ultrasound Therapy to Deep Dermal Facial Skin and Subcutaneous Tissues. Arch Facial Plast Surg. **9**：88-95, 2007.
7) 石川浩一：【形成外科領域におけるレーザー・光・高周波治療】ウルセラ（HIFU）によるたるみ治療．PEPARS. **111**：81-91，2016.
   Summary HIFU の基本ベースになるウルセラの施術方法について詳しく解説．
8) 新橋 武：高周波（radiofrequency）による non-surgical skin tightening. 日美外報．**26**：169-176，2004.
9) 杉野宏子，青木 律：【実践 非手術的美容医療】たるみ治療；単極型高周波によるたるみ治療．PEPARS. **27**：33-39，2009.
10) 杉野宏子：手術手技によらない治療 Radiofrequency（RF）．形成外科．**54**：52-57，2011.
    Summary 代表的な単極型高周波「サーマクール」について，原理，手技，コツなど詳しく解説．
11) 石川浩一：サーマクールの長期経過（第8報）とウルサーマについて．日美外報．**32**：204-207, 2010.
12) Lukac, M., et al.：Novel fractional treatments with VSP erbium YAG aesthetic lasers. J Laser and Health Academy. **2008**(6)：1-12, 2008.
13) Lukac, M., et al.：Dual Tissue Regeneration：Non-Ablative Resurfacing of Soft Tissues with FotonaSmooth® Mode Er：YAG Laser. J Laser and Health Academy. **2018**(1)：1-15, 2018.
    Summary TimeWalker™ の Smooth モードの原理，作用につき詳しく解説．
14) Drnovsek-Olup, B., et al.：Repetitive Er：YAG laser Irradiation of Human Skin：A Histological Evaluation. Lasers Surg Med. **35**：146-151, 2004.
15) Kim, H. J., et al.：Clinical Anatomy of the Face for Filler and Botulinum Toxin Injection. 1-20, Springer, 2016.
    Summary フィラー，ボツリヌストキシンの書籍だが，顔面の解剖学が図を含めてわかりやすいので，初心者を含めて必読の書です．
16) 新井克志：Nd：YAG レーザーの基礎と臨床．レーザー治療 最近の進歩（第1版），谷野隆三郎編著，pp62-72．克誠堂出版，1997.
17) Bashkatov, A. N., et al.：Optical properties of human skin, subcutaneous and mucous tissues in the wavelength range from 400 to 2000 nm. J Phys D Appl Phys. **38**：2543-2555, 2005.

目もとの上手な エイジング

2021年10月発行
A5判　150ページ
定価2,750円（本体2,500＋税）

―眼瞼下垂から非手術的美容医療、エイジング世代のメイクアップまで―

著者　大慈弥裕之・古山登隆・海野由利子・砂川恵子・青木和香恵

目もとのエイジングにどう対処するか！？
メイクのコツから、ヒアルロン酸・ボツリヌストキシンでのシワ・タルミ治療、
眼瞼下垂の手術治療までを網羅して"やさしく"解説。
美容・医療ジャーナリストのコラムで、美容医療を受ける際の"ホンネ"もわかる！目もとのエイジングに向き合うオトナ世代、必読の１書！患者さんのインフォームドコンセントにも使えます！

CONTENTS

A. 加齢に伴うまぶたのタルミ（眼瞼下垂）
　Ⅰ. まぶたの基礎知識
　Ⅱ. 腱膜性眼瞼下垂の診断と治療
　Ⅲ. 上眼瞼皮膚弛緩の診断と治療

B. 目もとのシワ・タルミの診断と治療
　Ⅰ. 顔面アンチエイジング医療の基礎
　Ⅱ. 顔面若返り治療における非手術（ノンサージカル）治療の実際
　Ⅲ. 目もとのシワに対するボツリヌストキシン製剤注射治療の実際
　Ⅳ. 目もとのクマ・シワ・タルミに対するヒアルロン酸注入治療の実際

C1. 元気な目もとのメイクアップ
　資生堂のヘアメイクが伝える
　美の基準とメイクアップ効果
　Ⅰ. 美しさとは自分らしさ 顔立ちの持つイメージ
　Ⅱ. 加齢による形状変化
　Ⅲ. 目もとバランスの「ものさし」とメイクアップのポイント
　Ⅳ. 事例別解説
　Ⅴ. エイジング世代の眉の描き方

C2. ダウンタイム期間のメイクアップ
　術後の腫れや内出血を目立たなくするカバー方法
　Ⅰ. はじめに
　Ⅱ. 部分用ファンデーションを使用した内出血のカバー方法
　Ⅲ. カバー後のメイク落とし・洗顔について
　Ⅳ. 術後のメイクアップについて

【コラム】美容取材 40 年・美容医療取材 23 年の経験からお伝えしたいこと（12 題）

PEPARS No.160　2020 年 4 月号

眼瞼下垂手術 ―整容と機能の両面アプローチ―

編集　清水雄介（琉球大学形成外科、教授）　定価3,300円（本体3,000円＋税）

眼瞼下垂手術を手術するうえで、整容・機能の観点から注意すべき点、必ず知っておきたい点を解説し、エキスパートが手技の実際をたっぷり披露！他院症例に対する修正例、眼瞼痙攣にも言及しました！！
眼瞼の診療・手術をする前に何度でも読み解きたい決定版です！

PEPARS No.170　2021 年 2 月号

ボツリヌストキシンはこう使う！
―ボツリヌストキシン治療を中心としたコンビネーション治療のコツ―

編集　古山登隆（自由が丘クリニック、理事長）　定価3,300円（本体3,000円＋税）

上・中・下顔面のボツリヌストキシンによる美容治療やマイクロボトックスリフトや多汗症治療のコツをじっくり解説。
スレッドリフトやヒアルロン酸、レーザーとのコンビネーションをエキスパートはどう行っているか？　にも踏み込みました！

全日本病院出版会　〒113-0033 東京都文京区本郷 3-16-4　Tel：03-5689-5989
www.zenniti.com　Fax：03-5689-8030

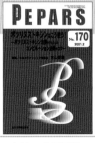

PEPARS　No.199：70-75，2023

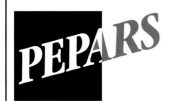

◆特集／HIFUと超音波治療マニュアル

スレッドリフトとHIFUの併用による顔面の若返り治療

鈴木　芳郎*

Key Words：糸リフト(thread lift)，高密度焦点式超音波(HIFU)，併用治療(combination therapy)，フェイスリフト(facelift)，肌の引き締め(skin tightening)

Abstract　安全に簡単に低侵襲で行えるフェイスリフト手術として，スレッドリフトの人気はここ20年の間に非常に高まり，現在では本邦において重瞼術に次いで2番目に多く施行される美容外科手術となってきた．その理由としては，皮膚切開をすることなくたるんだ顔面組織が引き上げられ，さらにこれに使われた特殊な糸が皮下で吸収される過程において皮膚の引き締めももたらしてくれるという副産物も残してくれるからであると考えられる．ただし利点ばかりではなく，欠点もあるわけで，その1つが引き上げ効果が1年ほどでなくなってしまうということ，もう1つは切開する従来のフェイスリフトに比べると皮膚の張りの改善が劣っているということである．そこで筆者らはスレッドリフト術後に，皮膚の張りのさらなる改善と，引き上がり効果の持続を目的にHIFU施術を定期的に行い，若干の知見を得たので報告する．

はじめに

HIFUとスレッドリフト，どちらも組織の引き締めと引き上げをもたらす1手段として注目されているわけだが，それぞれに特徴があり，HIFUは主に皮膚，皮下の引き締めをもたらし，スレッドリフトは顔面軟部組織の引き上げを主な目的として行われ，副産物として皮下の引き締め効果が後からついてくるというような認識でいる．したがってこれらを上手に組み合わせていくことにより相乗効果を期待することは十分可能である．

まずスレッドリフトであるが，1990年代終わり頃から行われている顔面のリフト手術の1手段であるが，加工された特殊な糸を使って顔面の軟部組織を引き上げることで，皮膚を含めた皮下組織全層の挙上効果を得て，顔のシワ・タルミを比較的簡単に治療できる方法として現在も広く施行さ

* Yoshiro SUZUKI，〒150-0021　東京都渋谷区恵比寿西2丁目21-4代官山Parks 2F　ドクタースパ・クリニック，院長

れている．原理としては糸に引っ掛かりとなる棘を付けて，その棘の引っ掛かりを利用して組織を持ち上げている．簡単に言えば「糸による引き上げ術」だが，概念としては「皮膚切開は必要としないか最小限にとどめ，糸がリフトアップの主役をなすものであり，原則的に余剰皮膚の切除は行わないもの」ということになる．従来の大きな皮膚の切開を伴うフェイスリフト手術に比して短時間で施行でき，ダウンタイムも少ないことなどから，2000年前後のAPTOS[1)2)]の出現に始まり，年々注目されるようになり，本邦でも現在，非常に多くの手術がなされるようになってきている[3)～6)]．この間，基本的にその概念に変わりはないが，20数年の間に様々な改良が加えられ，様々なスレッドが様々な形で使われるようになってきている．

一方，HIFUは，超音波によって皮下組織のタイトニングをもたらし，タルミの改善をもたらす施術であるが，これについては他の執筆者によって語られてきたので，ここでは割愛する．

これら2つの施術を併用する場合に，私の場合

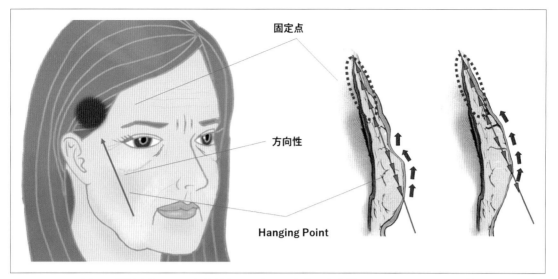

図 1. 尾側よりスレッドを挿入した際の固定点，方向性，Hanging Point の関係

はスレッドリフトを最初に行うことで，たるんだ組織を十分に引き上げた上で，さらに HIFU を用いて皮膚表面から引き締め効果を追加していくといった感覚で行っていると同時に，スレッドリフトの効果のメンテナンスという意味合いも感じている．

スレッドリフト

1．スレッドリフトの現状

　スレッドリフトとして最初に報告されたのは APTOS で，その効果は，糸につけた棘による組織の引っ掛かりを利用して組織を引き上げるものではあったが，ここでは Free Floating と呼ばれる方法で，皮下に挿入するだけで，固定力は引っ掛かりによってもたらされる軽度なものだった．

　その後，牽引固定型のスレッドが出現し，この糸の場合は棘などの部分で組織を引っ掛け，その糸を引っ張り上げて，その断端を皮下組織に結紮するなどしてしっかりと固定するようになった[7)~10)]．

　そして 2012 年頃からは Mono Thread[11)]，Cannula Cog Thread，Bi-needle Thread などが次々に開発され，現在は，この 3 種の糸が主に使われている．糸の素材も最初は溶けない糸が使われていたが，現在は溶けるタイプの糸（PDO 製，PLLA 製，PCL 製など）が中心に使われている．なお，棘の形式や作成法は様々で，それぞれ使用部位や

使用目的に応じて選択可能である．作成法に関しては最初はカッティング法であったが最近はモルディング法で作られることが多くなってきている．

2．スレッドリフトによりもたらされる効果について

　スレッドリフトは，美容皮膚科領域では，主に老化によってもたらされる皮膚のタルミ，シワの治療に用いられているが，これは引っ掛かりのあるスレッドが皮下に挿入されることによる引き上げ効果，スレッド挿入時から発生する創傷治癒機転，さらに糸が溶けることによって起こる皮膚皮下組織のタイトニング効果などによるものである．

A．引き上げ効果（図 1）

　スレッドの棘部分が組織を引き上げ固定することにより下垂した皮膚の位置が上方に移動するため，軽い組織のタルミは良好に改善される．引き上げたい方向が決まったら，その方向に糸を入れて組織を上方に移動しその位置が維持されるように尾側の糸の棘を組織に食い込ませ固定する．この挙上効果は糸の溶解・吸収とともに減少していく．経験的には通常半年から 1 年でこの効果は消失すると考えている．したがってこの引き上げ効果を維持しようとすると 1 年に 1 回くらいの施術が必要と考えられる．

B．タイトニング効果

　現在使用している糸はほとんどが吸収性の糸で，その溶解・吸収により新たな connective tis-

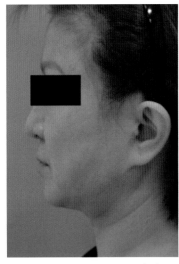
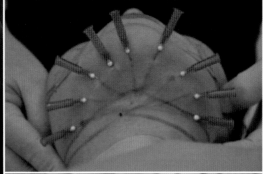
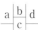
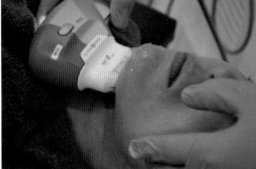
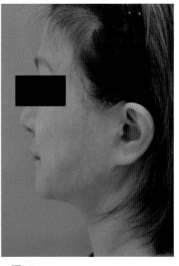

図 2.
症例 1
  a：施術前
  b：スレッドリフトのデザイン
  c：HIFU の施術
  d：スレッドリフト，HIFU
    施術後

sue の形成，既存の connective tissue との連結，筋線維芽細胞による組織の収縮，毛細血管の新生，脂肪細胞の溶解が起こり，その結果，顔面の皮膚・皮下組織でタイトニング効果が表れる．すなわち挿入したスレッドの周辺に形成される筋線維芽細胞によって周囲組織の収縮効果が発生し，これがたるんだ皮膚を内側に引き寄せると推測している．この間接的とも言える効果の報告も散見される[12)~14)]．吸収性の素材としては，初期は PDO（ポリジオキサノン）の使用が中心であったが，現在は PCL（ポリカプロラクトン）の使用が増加傾向にある．

HIFU によってもたらされる効果について

HIFU の効果についてであるが，皮下組織のタイトニングがメインでその照射の工夫により組織の引き上げをもたらすことも可能になると考えられる．ただ，スレッドリフトと併用の場合には引き上げ効果はスレッドリフトがもたらしてくれるので，HIFU の役割はより表層に近い皮膚の層を確実にタイトニングすることになるため，併用する場合の HIFU の使い方としては，2 mm のカートリッジのみを使って皮膚およびごく浅い皮下の

層を十分に引き締めていくことが重要となってくる．

実際の方法

まず最初に，引き上げたい部位，引き締めたい部位に対して通常のスレッドリフト手術を行う．顔全体に対して行う場合も多々ある．スレッドリフト術後の腫れが取れてきた時期，通常は術後 1 か月くらいから HIFU 照射を開始し，月に 1 回ずつ 3 回を継続して行っている．HIFU は INFIX 社製の UltraFormar Ⅲ を用い 2 mm のヘッドで 0.1~0.3 J にて対象部位を細かく照射し，通常はそれを 3 パス程度行っている．（以下，この方法を HIFU シャワーと表現する．）

症　例

症例 1：62 歳，女性

顎下の軽いタルミを気にして最初にスレッドリフトを図 2-b のように行う．赤のラインに沿って Bi-needle Thread を 2 本，センターから挿入し両耳垂の後ろに引き抜き，引き上げ，その後，Mono Thread を回転軸状に入れる．腫れが引いて状態が落ち着いた術後 1 か月より，HIFU シャ

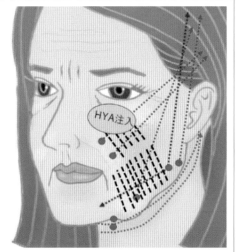

- - - - - → Bi-needle Thread

········→ Bi-needle Thread

········→ Cannula Cog Thread

- - - - - Mono Thread

● 刺入点

HYA注入

図 3.
症例 2
スレッドリフトとヒアルロン酸注入，
HIFU シャワーの併用
　a：デザイン
　b：スレッドリフト施術前
　c：スレッドリフト施術後 2 か月．ヒア
　　ルロン酸注入
　d：ヒアルロン酸注入後 2 か月
　e：ハイフシャワー施術後

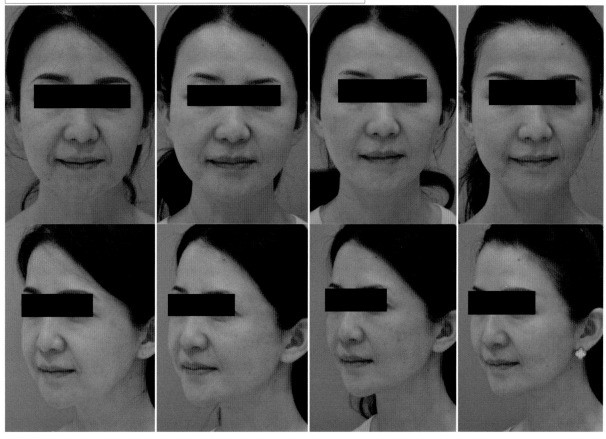

ワーを 3 回，1 か月おきに行った．図 2-a が術前，
図 2-d がリフトおよび HIFU シャワー 3 回施術後
である．顎下のタルミがスッキリとして顎のライ
ンがはっきりとしている．

　症例 2：54 歳，女性
　頬の下がりと輪郭のタルミを気にして来院し
た．図 3-a のようなデザインでスレッドリフトを

施行．スレッドリフトによって頬の位置は上がっ
たが Mid-cheek groove が残ったためその部に対
してヒアルロン酸の注入を追加した．図 3-e はそ
の後 HIFU シャワーを顔全体に 3 回施行した後の
状態である．術前と HIFU 後を比較すると明らか
に引き上りと引き締めの効果が出ている．

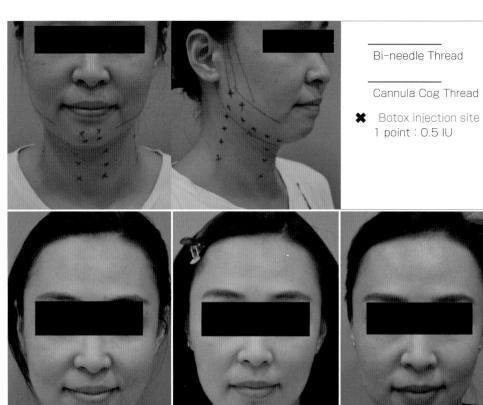

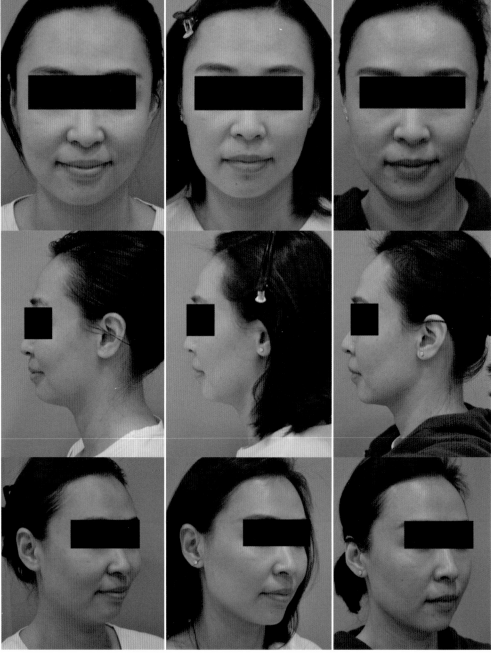

Bi-needle Thread

Cannula Cog Thread

✖ Botox injection site
1 point : 0.5 IU

図 4. 症例 3
スレッドリフトとボツリヌストキシン注射，HIFU シャワーの併用
a：デザイン　b：術前　c：術後 3 か月．HIFU シャワー施術　d：術後 1 年

a
b | c | d

症例 3：39 歳，女性

顎のラインが緩んできて輪郭がぼけてきたということで，スレッドリフトおよびボツリヌストキシンの注射による輪郭の形成を行った．その後，顔全体に HIFU シャワーを 3 回行った．顎のラインがシャープになり顔と首の境界がはっきりして，顔が締まって見えるようになっている．

考　察

私は，フェイスリフト（スレッドリフトも含む）はだぶついた顔の仕立て直しで，仕立て直したら最後にアイロンをかけて仕上げるのが必須の作業だと考えている．

今回のテーマは切るフェイスリフトではなくスレッドリフトなので完全な仕立て直しとは言えないが，より完璧な若返りをもたらすためには仕立て後のアイロンがけが必要で，このアイロンがけ的な役割を果たしてくれるのが HIFU の照射だと考えている．

まとめ

近年はスレッドリフト単独で引き上げを強力に行う傾向から，スレッドリフトと他の低侵襲治療（filler 注入，脂肪溶解注射，ボツリヌストキシン治療）とを組み合わせて総合的に若返りを図る傾向が強くなってきている．さらに最後の仕上げとして HIFU 照射を行い皮膚表面の状態を整えていくことで，さらに一層の若返り効果を出していくことは非常に有効な組み合わせと考えており，今後，ますます盛んになっていくと予想している．

特に，顎下のタルミに対するスレッドリフトと HIFU 照射の組み合わせは，患者満足度が高く，推奨される方法と考えている．

参考文献

1) Sulamanidze, M. A., et al.：Removal of facial soft tissue ptosis with special threads. Dermatol Surg. 28：367-371, 2002.

2) Sulamanidze, M. A., et al.：Facial lifting with "APTOS" threads：featherlift. Otolaryngol Clin N Am. 38(5)：1109-1117, 2005.

3) 日本美容外科学会(JSAPS)：第 1 回，全国美容医療実態調査最終報告書(公表用)https://www.jsaps.com/jsaps_explore.html

4) 日本美容外科学会(JSAPS)：第 2 回，全国美容医療実態調査最終報告書(公表用)https://www.jsaps.com/jsaps_explore_2.html

5) 日本美容外科学会(JSAPS)：第 3 回，全国美容医療実態調査最終報告書(公表用)https://www.jsaps.com/jsaps_explore_3.html

6) 日本美容外科学会(JSAPS)：第 4 回，全国美容医療実態調査最終報告書(公表用)https://www.jsaps.com/jsaps_explore_4.html

7) Lee, S., et al.：Barbed polypropylene sutures for midface elevation：early results. Arch Facial Plast Surg. 7：55-61, 2005.

8) Isse, N.：Silhouette sutures for treatment of facial aging：facial rejuvenation, remodeling, and facial tissue support. Clin Plast Surg. 35：481-486, 2008.

9) Sasaki, G. H., et al.：Meloplication of malar fat pads by percutaneous cable-suture technique for midface rejuvenation：Outcome study(392 cases, 6 years' experience). Plast Reconstr Surg. 110：635-654, 2002.

10) 鈴木芳郎ほか：Percutaneous cable-suture elevation of malar fat pad(cable-suture technique)による中顔面の若返り法．日美外報．26：1-12, 2004.

11) 清水祐紀ほか：モノフィラメント吸収糸を用いたスレッドリフト法について．日美外報．33：65-73, 2013.

12) Kapicioğlu, Y., et al.：Comparison of antiaging effects on rat skin of cog thread and poly-L-lactic acid thread. Dermatol Surg. 45(3)：438-445, 2019.

13) Kim, J., et al.：Investigation on the cutaneous change induced by face-lifting monodirectional barbed polydioxanone thread. Dermatol Surg. 43(1)：74-80, 2017.

14) Mohammed, A., et al.：Biodegradable Poly-Epsilon-Caprolactone(PCL)for tissue engineering applications：a review. Adv Master Sci. 34：123-140, 2013.

日本美容外科学会会報
Vol.44 特別号

美容医療診療指針（令和3年度改訂版）

編集
厚生労働科学研究費補助金 地域医療基盤開発推進研究事業
美容医療における合併症実態調査と診療指針の作成及び医療安全の確保に向けた
システム構築への課題探索研究班【美容医療に関する調査研究班】
美容医療診療指針作成分科会

協力
一般社団法人 日本美容外科学会（JSAPS）／一般社団法人 日本形成外科学会／
一般社団法人 日本美容皮膚科学会／公益社団法人 日本皮膚科学会／
一般社団法人 日本美容外科学会（JSAS）

5学会が協力して作り上げた
「令和元年度美容医療診療指針」に改訂や
追加を行った令和3年度改訂版が出来上がりました！

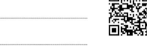

日本美容外科学会会報
2022 Vol.44 特別号

美容医療診療指針
（令和3年度改訂版）

JOURNAL OF JAPAN SOCIETY OF
AESTHETIC PLASTIC SURGERY

全日本病院出版会

CONTENTS

2022年9月発行　B5判　104頁
定価4,400円（本体4,000円＋税）
ISBN：978-4-86519-814-0

全日本病院出版会
〒113-0033 東京都文京区本郷3-16-4　Tel：03-5689-5989
http://www.zenniti.com　Fax：03-5689-8030

PEPARS No.199：77-83, 2023

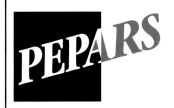

◆特集／HIFU と超音波治療マニュアル

HIFU（高密度焦点式超音波）を用いた脂肪減少治療
—生検を踏まえた治療エビデンスの検証—

西川　雄希*

Key Words：HIFU，HIFU 瘦身（slimming treatment with HIFU），非侵襲的な脂肪除去（non-ablative fat removal），HIFU による脂肪除去治療（fat removal with HIFU），瘦身治療（slimming treatment），HIFU 瘦身後の生検像（biopsy after HIFU fat removal），HIFU による脂肪細胞破壊（directly destroy fat cells with HIFU）

Abstract　本稿は高密度焦点式超音波（High Intensity Focused Ultrasound；HIFU）の原理を用いた最新型の脂肪除去医療機器である LIPOcel™ II による治療効果について，当院の代表的な治療例 4 例をもとに解説するものである．本稿のはじめに，LIPOcel™ II の特徴と施術手技について詳細に解説し，そこから LIPOcel™ II を含めた HIFU 機器による脂肪除去治療の課題とその解決方法について当院のメソッドを紹介する．具体的には，HIFU 機器による治療には ① 施術時の疼痛，② 外科手術と比較して治療効果が見えにくい（治療効果の明確化），という主に 2 つの課題が存在しており，これらに対する解決方法を提唱する．当院では，LIPOcel™ II の導入当初に，患者の同意を得て施術後 1 か月，3 か月，6 か月，10 か月，12 か月時点で生検を行い，標的脂肪細胞の段階的なネクローシスおよびアポトーシスの過程を確認するなど，病理学的に重要な知見を得ている．本稿では，これら LIPOcel™ II 照射後の生検組織観察の結果についても共有し，臨床的な経過との関連性について考察する．

はじめに

　各種エネルギーソースを用いたノンサージカル瘦身治療が各社から提供されているが，今回のテーマ HIFU を用いた脂肪除去機材が LIPOcel™ II（図 1）である．

　当治療の難点は，外科手術と違い外観上の変化は数か月後に見えてくる点である．「ホントに効くの？」という患者のみならず術者の不安を払しょくするため，導入当初切除生検を行い，生体内で脂肪組織へ及ぼす変化を確認している．

　今回は，① 治療原理，② 機材の仕様と施術手技，③ 適応と疼痛対策，④ 生体内での組織変化，⑤ 治療例，⑥ まとめ・今後の課題といった項目でLIPOcel™ II の脂肪減少治療を解説する．

* Yuki NISHIKAWA，〒151-0053　東京都渋谷区代々木 2-7-5 中島第二ビル 7F 医療法人優肌会スマイルクリニック，院長

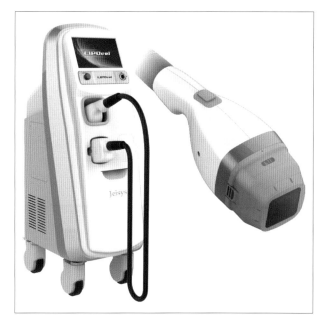

図 1. Jeisys Medial 社製 LIPOcel™ II の本体外観と照射ヘッド
　　　HIFU 焦点は 9 mm，11 mm，13 mm に設定

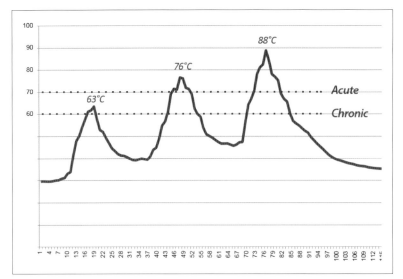

図 2.
照射重複点に高温が発生
重複照射（W スタッキング）にて HIFU 焦点の温度は 63℃, 76℃, 88℃ と上昇する. 2 スタック以上では脂肪細胞を即時的に焼灼壊死させている = Acute Injury
LIPOcel™ II では 2 回の重複照射を行う.
（文献 6 より改変引用）

　なお, 今回の報告は, 美容皮膚科 BEAUTY 誌[4], 形成外科誌[5], あたらしい美容皮膚科学[6]にて旧バージョンの LIPOcel™ I の経験を元に寄稿した内容を加筆, 再編したものである.

HIFU（High Intensity Focused Ultrasound：高密度焦点式超音波）による脂肪減少の原理

　HIFU の原理については, 総論で十分説明されているので割愛する.

　線状の HIFU 照射を重複させ, 焦点（集束点）に高温点を皮下脂肪内に発生させる（図2）. 60℃の高温にさらされた脂肪細胞を熱変性させネクローシスさせる. 周辺には 42℃ を超える控えめな加熱域が存在し, アポトーシス誘導を引き起こすことにより, 追加で脂肪層が薄くなる[4]~[6].

　フェイシャルアンチエイジングケアでは合併症となり得る脂肪減少を意図的に発生させる原理である.

LIPOcel™ II の仕様と施術手技

1．皮下 10 mm を面状に 60℃ 加熱

　照射は 5℃ に冷却したコンタクトクーリングヘッドより行う. ハンドピースヘッドにて 2 MHz の超音波を発生させ, トランスデューサーを介し皮下の 1 点に集束させる. この集束点を直線状に並べ Linear 照射となる. Linear 照射を 3 mm ピッチで 9~11 回繰り返した線状列を 1 スタックと表現する. 同部位に 90° 回転させたスタックを重複

させ Grid 照射となる（図3）. 集束点の重なった部位は追加加熱され, 均一な深さで面状に脂肪細胞を焼灼する. また, 1 焦点ごとの垂直方向の加熱は 6~10 mm を想定している.

　焦点の深度はカートリッジごとに 8 mm, 11 mm, 13 mm と固定されており, 局所の状態に応じて選択する.

2．実際の照射

　1 部位ごとに Grid 照射を行い, オーバーラップさせず隣接部位に移る. 出力レベル 8 以上での 1 pass 照射を標準とする. 疼痛に応じ出力を調整するが要望があればあらかじめ表面麻酔を使用し皮膚側の刺激を緩和する.

3．アフターケア

　皮膚の発赤消退を促すため, 照射前後にアイスパック冷却を併用する. アフターケアとして脂肪吸引に準じた局所圧迫および腫脹の消退と代謝を改善させる漢方薬を適宜使用する. 通常は, 炎症・発赤の消退促進と, セルライトケアとして通常処方している黄連解毒湯クラシエ 18 T 分 3 に加えて, 施術後の腫脹の消退促進と, 日常の浮腫みケアを目的として, 防已黄耆湯ツムラ 7.5 g 分 3 を併用している.

4．合併症と対策

　合併症として, 加熱による疼痛, 過冷却および熱伝達による皮膚の発赤は少なからず全例で認められている. 3 例の浅達性 II 度熱傷を経験したが, 幸い保存的治療にて回復できた. Tumescent 麻酔

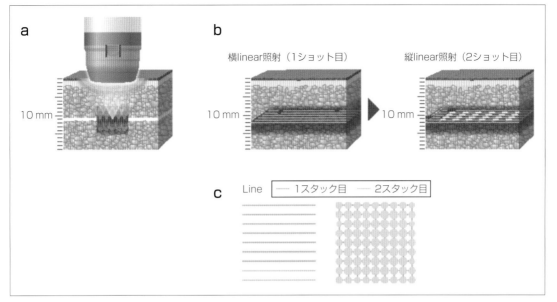

図 3. Grid 照射により面状の加熱を発生させる仕組み
a：点状の焦点を直線状に並列させ Liner 照射となる.
b：Liner 照射を 9〜11 列並べ 1 スタックとする.
c：90℃回転させたスタックを重ね格子状に交差する点に高温を発生させる.

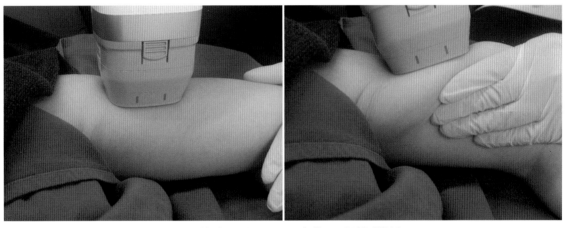

図 4. 脂肪が不足している部位への照射手技例
ギリギリ不足している皮下脂肪を下着でおなじみの"よせてアゲル"手法.
一定量の擬似的な増量をさせて照射する.

時の過剰照射によると考え,現在は行っていない.

5. 適応と疼痛対策

Jeisys 社の設定では皮下脂肪 25 mm 以上が適応とされているが,あらかじめ超音波検査にて脂肪厚を測定し,15 mm 前後までは,後述する"寄せて上げる"手技の工夫で対応する.

6. 局所麻酔（tumescent）から表面麻酔へ

従来,皮下脂肪厚が不足する部位に tumescent 麻酔を行わざるを得ない症例もあったが,改良型 Grid 照射では,表面麻酔だけで十分な施術が可能となっている.麻酔は,キシロカイン®クリームを 30〜60 分と通常よりも長時間外用する.一方で,深部組織への侵襲を避けるため,図 4 のようにハンドピースと手で挟み上げることにより,疼痛を感じる筋層の焼灼を避ける照射手技も用いる（図 4）.これは神経の損傷を防ぐ予防策ともなる.

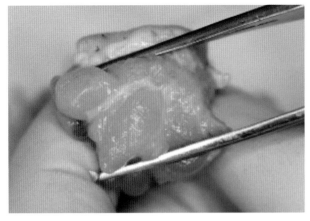

図 5.
生検所見
皮下 10 mm の皮下脂肪内に面状の硬結層を認める.
高温で脂肪変性し線維化収縮した層と考えられる.
(文献 6 より改変引用)

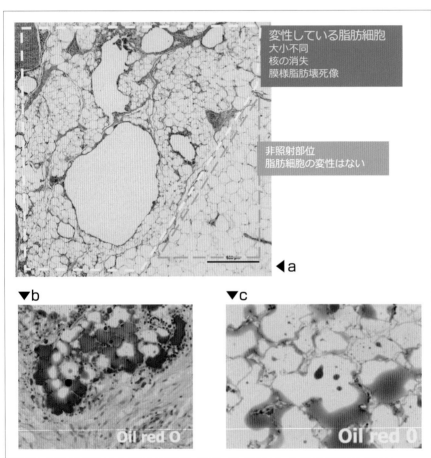

変性している脂肪細胞
大小不同
核の消失
膜様脂肪壊死像

非照射部位
脂肪細胞の変性はない

◀a

▼b

▼c

図 6.
病理組織所見
　a：照射後 3 か月. H-E 染色
　　脂肪細胞の変性像を認める.
　b：照射後 1 か月. Oil red 染
　　色：細胞内の染色(＋). 細
　　胞壁崩壊は不明瞭の中性脂
　　肪の残存を認める.
　c：照射後 3 か月. Oil red 染
　　色：細胞内外の染色(＋).
　　代謝過程の中性脂肪と考え
　　る.

生体内での組織変化

　照射後 1 か月, 3 か月, 6 か月, 10 か月, 12 か月での生検組織を採取し組織像を検証した. 皮下 10 mm 前後に脂肪組織が層状に変性し, 病理像で

は, 核の消失と, 細胞の大小不同や膜様脂肪壊死, 空胞化といった壊死から崩壊を示す所見が 1 か月後より段階的に認められている. 同時に同部の線維化像が確認されている(図 5, 6). なお, 破壊後の残骸組織の代謝には数か月を要することも判明

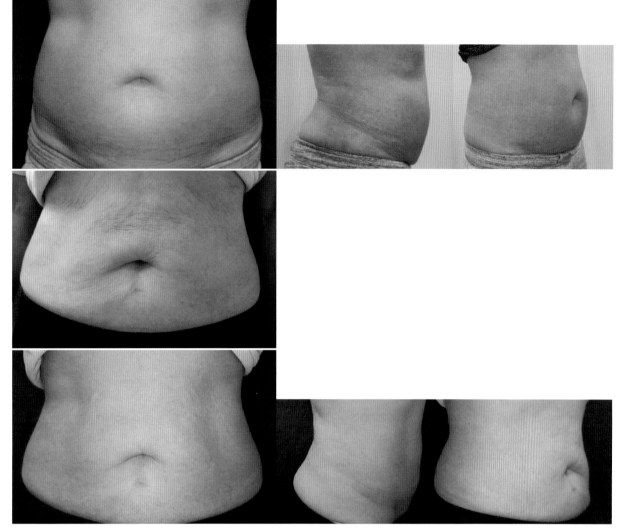

a
b
c

図 7. 症例 1：65 歳, 女性. 上下腹部

LIPOcel™ I 使用. 15 level, 3 stacks, 160 shots. Tumescent（＋）, biopsy（＋）

a：施術前　b：施術後 4 か月　c：施術後 12 か月

（一部, 文献 6 より引用）

し，ボリューム減少には数か月を要することが病理および臨床経過と合致する.

症　例

　4 例の経過を供覧する（図 7～10）. 各症例で照射部位の引き締まりは直後より実感し，1～3 か月頃まで継続する. 6～12 か月頃にさらに引き締まりの増強を認めている.

まとめ・考察

1．確実に脂肪は変性し減少している！

　経験と検証により LIPOcel™ II で HIFU 加熱による確実な脂肪変性と減少は起こせているものと確信する. 加えて，開発時には想定されていなかった周辺低温部のアポトーシスによる緩徐な減量も確認できている.

2．体重減少はわずか!!

　体重減少は得られてもわずかなものである. 事前のインフォームドコンセントでは体重減少を目

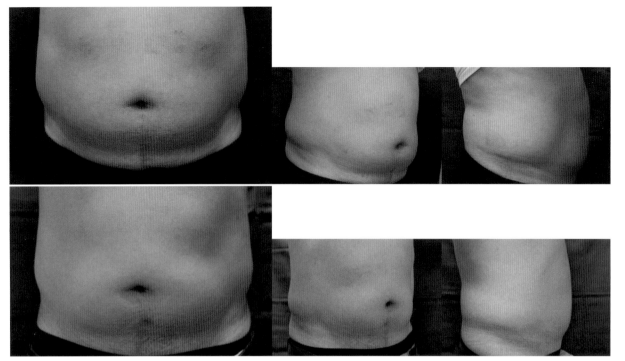

図 8. 症例 2：52 歳，男性．上下腹部

LIPOcel™ Ⅱ 使用．10 level, 2 stacks, 120 shots. 表面麻酔 60 分

a：施術前　b：施術後 4 か月

$\frac{a}{b}$

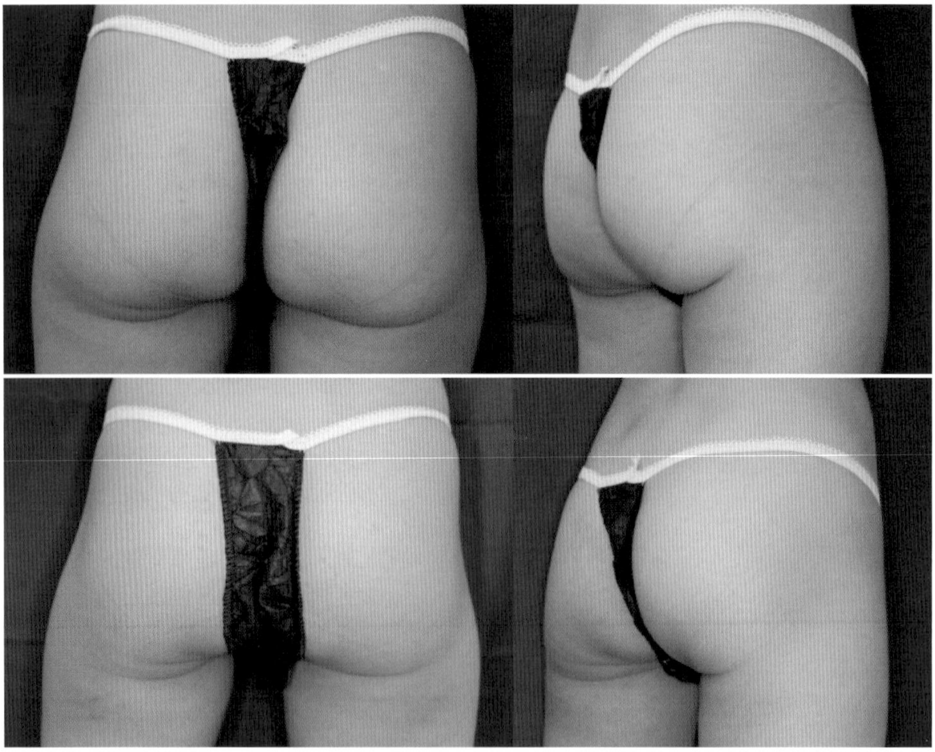

図 9. 症例 3：35 歳，女性．殿部，バナナロール

LIPOcel™ Ⅰ 使用．15 level, 3 stacks, 120 shots (Rt＋Lt)．Tumescent (＋)

a：施術前　b：施術後 6 か月

$\frac{a}{b}$

（文献 6 より一部引用）

a|b

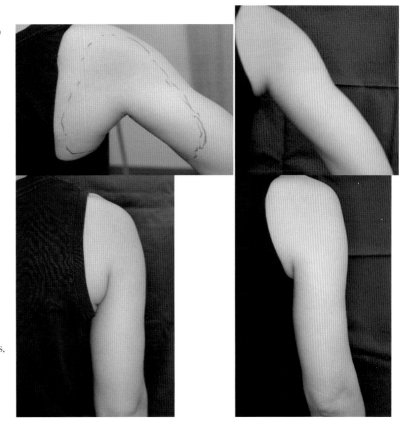

図 10.
症例 4：33 歳，女性．上腕部
LIPOcel™ Ⅱ 使用．10 level, 2 stacks,
72 shots（Rt＋Lt）．表面麻酔 60 分
　　a：施術前
　　b：施術後 6 か月

的とした治療ではないことを十分に説明しておく
必要がある．一方で，施術期間中に体重減少して
いる症例の方が効果の現れが早いことから，1 kg
でも体重減少するよう，少なくとも経過中に太ら
せないようなフォローアップを推奨する．

おわりに

　これまで課題となっていた適応レンジの狭さ
は，Grid 照射にて一定の解決が得られている．さ
らなる適応レンジ拡大のため焦点深度の浅い
HIFU 機器を用いた脂肪除去も試みている．

　別課題として効果出現に要する課題として，脂
肪細胞の変性，代謝に要する効果を実感するには
数か月を要するため，照射後の溶解剤注射や代謝
促進を目的としたメディカルダイエットもアフ
ターケアに取り入れる試みを行っている．こちら
は，確実に起こしている部分痩せの効果が，数日の
便秘や不摂生による 1〜2 kg の体重増加でマスク
されてしまった苦い経験からの予防措置でもある．

参考文献

1) Fonseca, V. M., et al.：Efficacy and safety of non-invasive focused ultrasound for treatment of subcutaneous adiposity in healthy women. J Cosmet Laser Ther. **20**(6)：341-350, 2018.
2) Guth, F., et al.：Immediate effect and safety of HIFU single treatment for male subcutaneous fat reduction. J Cosmet Dermatol. **17**(3)：385-389, 2018.
3) Silva, H. L., et al.：High-intensity focused ultrasound with surface cooling non-invasive abdominal subcutaneous adipose tissue reduction. Int J Curr Res. **8**(8)：36232-36243, 2016.
4) 西川雄希：【痩身治療の「今」を知る】HIFU 機器による痩身．BEAUTY．**12**：53-61，2019.
5) 西川雄希：【肥満治療と美容目的の痩身機器―その理論と実際―】痩身機器 ④ 高密度焦点式超音波 LIPOcel（TM）の使用経験．形成外科．**63**(6)：721-732，2020.
6) 西川雄希：C. HIFU 機器による痩身―LIPOcell Ⅱ―．あたらしい美容皮膚科学．尾見徳弥ほか編，330-337，南山堂，2022.

毎度ご購読いただきましてありがとうございます．

読者の皆様方に小社の本をより確実にお届けさせていただくために，FAX でのご注文・住所変更届けを受けつけております．この機会に是非ご利用ください．

◎ご利用方法

FAX 専用注文書・住所変更届けは，そのまま切り離して FAX 用紙としてご利用ください．また，注文の場合手続き終了後，ご購入商品と郵便振替用紙を同封してお送りいたします．**代金が 5,000 円をこえる場合，代金引換便とさせて頂きます**．その他，申し込み・変更届けの方法は電話，郵便はがきも同様です．

◎代金引換について

本の代金が 5,000 円をこえる場合，代金引換とさせて頂きます．配達員が商品をお届けした際に，現金またはクレジットカード・デビットカードにて代金を配達員にお支払い下さい(本の代金＋消費税＋送料)．(※年間定期購読と同時に 5,000 円をこえるご注文を頂いた場合は代金引換とはなりません．郵便振替用紙を同封して発送いたします．代金後払いという形になります．送料は定期購読を含むご注文の場合は頂きません)

◎年間定期購読のお申し込みについて

年間定期購読は，1 年分を前金で頂いておりますため，代金引換とはなりません．郵便振替用紙を本と同封または別送いたします．送料無料，また何月号からでもお申込み頂けます．

毎年末，次年度定期購読のご案内をお送りいたしますので，定期購読更新のお手間が非常に少なく済みます．

◎住所変更届けについて

年間購読をお申し込みされております方は，その期間中お届け先が変更します際，必ずご連絡下さいますようよろしくお願い致します．

◎取消，変更について

取消，変更につきましては，お早めに FAX，お電話でお知らせ下さい．

返品は，原則として受けつけておりませんが，返品の場合の郵送料はお客様負担とさせていただきます．その際は必ず小社へご連絡ください．

◎ご送本について

ご送本につきましては，ご注文がありましてから約 1 週間前後とみていただきたいと思います．お急ぎの方は，ご注文の際にその旨をご記入ください．至急送らせていただきます．2〜3 日でお手元に届くように手配いたします．

◎個人情報の利用目的

お客様から収集させていただいた個人情報，ご注文情報は本サービスを提供する目的(本の発送，ご注文内容の確認，問い合わせに対しての回答等)以外には利用することはございません．

その他，ご不明な点は小社までご連絡ください．

株式会社 全日本病院出版会
〒113-0033 東京都文京区本郷 3-16-4-7 F
電話 03(5689)5989　FAX03(5689)8030　郵便振替口座 00160-9-58753

年　　月　　日

住 所 変 更 届 け

お 名 前	フリガナ	
お客様番号		毎回お送りしています封筒のお名前の右上に印字されております8ケタの番号をご記入下さい。
新お届け先	〒　　　　　都 道 　　　　　　府 県	
新電話番号	（　　　　　）	
変更日付	年　　月　　日より	月号より
旧お届け先	〒	

※ 年間購読を注文されております雑誌・書籍名に✓を付けて下さい。

☐ Monthly Book Orthopaedics （月刊誌）

☐ Monthly Book Derma. （月刊誌）

☐ Monthly Book Medical Rehabilitation （月刊誌）

☐ Monthly Book ENTONI （月刊誌）

☐ PEPARS （月刊誌）

☐ Monthly Book OCULISTA （月刊誌）

FAX 03-5689-8030

全日本病院出版会行

FAX 専用注文書 形成・皮膚 2307

年　　月　　日

○印	PEPARS	定価(消費税込み)	冊数
	2023 年 1 月～12 月定期購読(送料弊社負担)	44,220 円	
	PEPARS No. 195　顔面の美容外科 Basic & Advance 増大号	6,600 円	
	PEPARS No. 183　乳房再建マニュアル—根治性, 整容性, 安全性に必要な治療戦略— 増大号	5,720 円	
	バックナンバー(号数と冊数をご記入ください) No.		

○印	Monthly Book Derma.	定価(消費税込み)	冊数
	2023 年 1 月～12 月定期購読(送料弊社負担)	43,560 円	
	MB Derma. No. 336　知っておくべき皮膚科キードラッグのピットフォール 増刊号	6,490 円	
	MB Derma. No. 327　アトピー性皮膚炎診療の最前線 増大号	5,500 円	
	バックナンバー(号数と冊数をご記入ください) No.		

○印	瘢痕・ケロイド治療ジャーナル		
	バックナンバー(号数と冊数をご記入ください) No.		

○印	書籍	定価(消費税込み)	冊数
	カスタマイズ治療で読み解く美容皮膚診療	10,450 円	
	日本美容外科学会会報　Vol. 44　特別号 「美容医療診療指針 令和 3 年度改訂版」	4,400 円	
	ここからマスター！手外科研修レクチャーブック	9,900 円	
	足の総合病院・下北沢病院がおくる！ ポケット判 主訴から引く足のプライマリケアマニュアル	6,380 円	
	明日の足診療シリーズⅡ　足の腫瘍性病変・小児疾患の診かた	9,900 円	
	カラーアトラス 爪の診療実践ガイド 改訂第 2 版	7,920 円	
	イチからはじめる美容医療機器の理論と実践 改訂第 2 版	7,150 円	
	臨床実習で役立つ形成外科診療・救急外来処置ビギナーズマニュアル	7,150 円	
	足爪治療マスター BOOK	6,600 円	
	図解 こどものあざとできもの—診断力を身につける—	6,160 円	
	美容外科手術—合併症と対策—	22,000 円	
	運動器臨床解剖学—チーム秋田の「メゾ解剖学」基本講座—	5,940 円	
	グラフィック リンパ浮腫診断—医療・看護の現場で役立つケーススタディ—	7,480 円	
	足育学　外来でみるフットケア・フットヘルスウェア	7,700 円	
	ケロイド・肥厚性瘢痕 診断・治療指針 2018	4,180 円	
	実践アトラス 美容外科注入治療　改訂第 2 版	9,900 円	
	ここからスタート！眼形成手術の基本手技	8,250 円	
	Non-Surgical 美容医療超実践講座	15,400 円	

お名前	フリガナ 　　　　　　　　　　　　　　　　印	診療科
ご送付先	〒　　　－ □自宅　　□お勤め先	

電話番号　　　　　　　　　　　　　　　　　　　　　　　　□自宅
　　　　　　　　　　　　　　　　　　　　　　　　　　　　□お勤め先

バックナンバー・書籍合計
5,000 円以上のご注文
は代金引換発送になります

—お問い合わせ先—
㈱全日本病院出版会営業部
電話 03(5689)5989

FAX 03(5689)8030

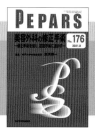

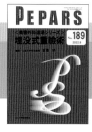

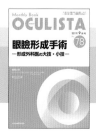

PEPARS

各号定価 3,300 円(本体 3,000 円＋税)．ただし，増大号：No. 111 は定価 5,500 円(本体 5,000 円＋税)，No. 135, 147, 159, 171, 183 は定価 5,720 円（本体 5,200 円＋税），No. 195 は定価 6,600 円（本体 6,000 円＋税）．

在庫僅少品もございます．品切の際はご容赦ください．
（2023 年 6 月現在）

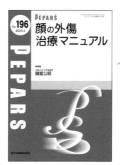

表紙を
リニューアルしました！

掲載されていないバックナンバーにつきましては，弊社ホームページ（www.zenniti.com）をご覧下さい.

click

| 全日本病院出版会 | 検索 |

全日本病院出版会 公式 twitter!!

弊社の書籍・雑誌の新刊情報，または好評書のご案内を中心に，タイムリーな情報を発信いたします．
全日本病院出版会公式アカウント **@zenniti_info** を是非ご覧下さい!!

2023 年　年間購読　受付中！

年間購読料　44,220 円（消費税込）**（送料弊社負担）**

（通常号 10 冊，増大号 1 冊，臨時増大号 1 冊：合計 12 冊）

★おかげさまで 2023 年 8 月に 200 号を迎えます★
2023 年 8 月号は臨時増大号（定価 5,500 円）として発行いたします！

掲載広告一覧

ジェイメック　　　　　　　　　　表 2

No. 199　編集企画：
石川浩一　クロスクリニック銀座院長

PEPARS　No. 199

2023 年 7 月 15 日発行（毎月 1 回 15 日発行）
定価は表紙に表示してあります．
Printed in Japan

発行者　　末　定　広　光
発行所　　株式会社　全日本病院出版会
〒 113-0033 東京都文京区本郷 3 丁目 16 番 4 号
　　　　　電話（03）5689-5989　Fax（03）5689-8030
　　　　　郵便振替口座 00160-9-58753

印刷・製本　三報社印刷株式会社　　　電話（03）3637-0005
広告取扱店　**株式会社文京メディカル**　電話（03）3817-8036

© ZEN・NIHONBYOIN・SHUPPANKAI, 2023